女性医療クリニックLUNAグループ理事長

関口由紀

セックスにさよならは言わないで

悩みをなくす 腟ケアの手引

径《こみち》書房

はじめに

「ダメ、もう我慢できない……。か、かゆい……!!」

当時、男性患者が多い一般泌尿器科のクリニックで勤務していた私は、診察の合間にトイレに駆け込むことがありました。膣や外陰のかゆみに、耐えることができなかったからです。外用薬を塗ってもかゆみは取れず、どうしても我慢できないとなれば、しかたなくトイレに入ってかくことしかできませんでした。そうはいっても、膣の内側までかきむしることはできません。ひたすら我慢の日々が続いていました。

2人目の子どもを37歳で産んだ私は、その4年後の**41歳で乳がんになり、すぐに女性ホルモンを抑制する治療を受けました。**女性ホルモンが、乳がんの進行を速めるからです。その結果、女性ホルモンが減って、強制的に閉経を迎えることになりました。

ホットフラッシュなどの更年期症状はもちろん、尿もれのトラブルもかなりありましたが、何より辛かったのが、膣や外陰のかゆみ。何をするにも集中できず、生きる意欲を失い、どん底の毎日を送っていました。

今、振り返ると、このかゆみは、**本書でご紹介する「Genitourinary《ジェニトユリナリー》 syndrome《シンドローム》 of《オブ》**

menopause《メノポーズ》」（閉経関連尿路生殖器症候群《へいけいかんれんにょうろせいしょくきしょうこうぐん》）、略して「ＧＳＭ」という女性特有の病気の**典型的な症状だったのです。**

でも、女性ホルモンが減ることによって起こるこの病気は、そのころまだ世界でも十分には認知されておらず、女性ホルモンの分泌を抑制した乳がんサバイバーが、シモのかゆみでとても困っているという事実は無視されていました。「なんの治療も受けられないの？　一生、膣の不快感を抱えていかなければならないの？　女性ホルモン欠乏のカラカラ状態で、一生、生きていかないとならないの？」と、さまざまな不安と絶望が押し寄せ、どこにも希望を見出すことができませんでした。

でも、私はそこから一念発起します。「それが年をとるってこと」「閉経したら、もう女性は卒業なのよ」、そんな社会の雰囲気に、絶対にのまれたくなかったのです。

女性として生まれた以上、いくつになっても女性らしく生きるのが当然の権利です。

絶対に、何か方法はあるはず！　そう自分に言い聞かせながら、乳がん患者は受けることができない全身の女性ホルモン補充療法以外で、膣や外陰の不快感を減らす治療法はないか、徹底的に探し始めたのです。

オタク気質でもある私は、海外の文献をあさり、少しでも関連しそうな医学論文や記事があればすべてに目を通し、運動、食生活、サプリメントなど、可能性があると思える治療法があれば、それらも積極的に取り入れていきました。子育てと仕事の時間をやりくりして、国内外で開かれる「国際女性性機能学会」や「日本性機能学会」にも、毎年、参加しました。そして、ついに２０１４年、待ちに待った瞬間が訪れました。アメリカ・アトランタで開催された国際的な学会で、**女性の生殖器や外陰に関する悩みに「ＧＳＭ」という病名がつけられ、はっきり「治療対象」とされたのです。**

私は、その記念すべき現場に、日本の医師としては、いち早く居合わせることができました。それ以後、私は、全身への女性ホルモン補充だけに頼らないＧＳＭ治療法をみずから実践していきました。そのおかげで現在は外陰の不快感はまったくなく、快適な毎日を送ることができています。

しかし、**50代以降の女性の2人に1人が苦しんでいるといわれるＧＳＭ**なのに、日本ではまだまだ認知が進んでいるとはいえません。ＧＳＭは、適切なケアや治療をしていくことで、必ず症状が改善される病気。それにもかかわらず、です。

この本は、かつての私のように苦しみながらも、どうしたらよいのかわからない、あるいは病院で治療を受けても効果がない、という女性に向けて書きました。

第1章では、ＧＳＭがどのような病気なのかを、私の体験とともにご紹介します。第2章にはセルフチェックシートを掲載しましたので、ご自身が本当にＧＳＭに当てはまるかどうか、チェックしてください。

第3章では、ＧＳＭの原因である女性ホルモンの欠乏について。さらに女性ホルモンの欠乏によって心身に起こるさまざまな疾患について。続けて、女性の体の中で男性ホルモンがどのような働きをしているかを説明します。また性ホルモン以外のホルモンについてもご紹介します。

第4章ではＧＳＭ改善のために、自分でできるケアについて、第5章では、これまで医療機関で行われてきた治療法についてと、現在、行われている新しい治療法について説明します。第6章では、ＧＳＭに苦しんだ患者さんの声と、その患者さんに対して行った治療を具体的に紹介します。

私たちはこれから人生１００年時代を迎えます。「年をとったからしかたがない」「女性ホルモンが減ったから女性を卒業」なんていっていないで、女性としての人生を輝かせるために、どうか本書を役立ててください。

今も、そしてこれからも、ずっと、楽しく、美しく、元気に生きていきましょう！

CONTENTS

第3章　人生の質を左右するホルモンとは？

第4章　GSMにならないために自分でできること

第5章　クリニックで行われている治療

第1章

GSMが世界で認知される！

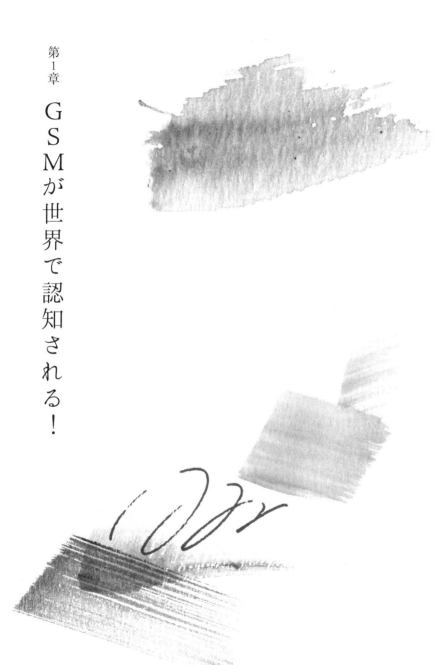

無視され続けた女性特有の悩みに、やっとスポットライトが当たる！

外陰が、むずがゆかったり、痛かったりする。
おしっこが、我慢できなかったり、漏れたりする。
膀胱炎《ぼうこう》になりやすい。
セックスすると痛かったり、出血したりする。

これらはすべて、女性ならではの膣と外陰に関する悩み。けれど日本では、長い間、女性器《フェムゾーン》【29ページのコラム参照】やセックスに関することは「秘して語らず」が当たり前。なぜか関心をもたれず、「恥じらい」が女性のたしなみとされてきました。

そのためでしょうか？　このような悩みを人に相談するのは、女性にとって、とてもハードルが高いことになってしまっています。

さらに困ったことに、更年期前後の女性を悩ませる女性器《フェムゾーン》にまつわるトラブルは、つい最近まで「老化現象」の一言で相手にされず！　多くの場合、医学的にも治療の対象外とされ、「年をとればよくあることだから、しょうがない」といった、お約束の言葉で片づけられていたのです。

それでも、女性にとっては深刻な悩み。人に打ち明けることや、相談することもためらわれるのに、清水の舞台から飛び下りるほどの勇気を振り絞って医療機関に足を運べば、「まあ、年のせいですかね」と医師にさえスルーされ、ほとんど治療してもらえない……。

悩みを抱えた女性たちは、ずっと一人ぼっちで膝を抱え、憂鬱《ゆううつ》な日々を過ごしてきたのです。なんてひどい話でしょう。


半世紀ほど前のことです。女性器《フェムゾーン》の痛み・かゆみなどは、女性ホルモンの減少で引き起こされる「病気」であることがわかりました。「萎縮性腟炎」、あるいは「老人性腟炎」という、あまりうれしくない名称ですが、病名もつけられるようになりました。

それ以降、尿もれ・頻尿についても、積極的にトレーニングしたり、薬・手術などで適切な治療を行ったりすれば、かなりの改善が見られるという認識が徐々に広がってきて、軽視されてきた中高年女性の腟と外陰にまつわる悩みにも、少しずつ医学の光が当たるようになってきたのです。

名もなき苦しみに、はじめて「ＧＳＭ」という病名がついた！

そして、ついに、新しい医療概念が２０１４年に誕生しました。

閉経によって、膣と外陰が乾燥したり萎縮したりして起こる不快な症状を、すべて包括したその正式な病名がこちらです。

「Genitourinary《ジェニトユリナリー》 syndrome《シンドローム》 of《オブ》 menopause《メノポーズ》」

略して「ＧＳＭ」

これこそが、「はじめに」で述べたように、２０１４年にアメリカのアトランタで開催された「国際女性性機能学会」で、同学会と「北米閉経学会」が共同で世界に向けて提唱した、新しい疾患の概念です。

けれどこのネーミング、日本人はなんだか覚えられそうにありません。しかも、正式な日本語訳は、「閉経関連尿路生殖器症候群」と、さらに読みにくさがアップ。そのうえ新しい概念なので、日本ではまだほとんど知られていません。

そのため本書では、世界で広く使われている「ＧＳＭ」という略語を使って、お話ししていきます。それでもまだ覚えられないという方は、**ガールズ（G）、シモ（S）、問題（M）**と覚えてください（笑）。ガールは、本来、若い女性を指しますが、女性はいくつになってもガールのかわいらしさを持ち合わせていますので、文句が出ることはないでしょう。

さて、医学的に「治療されるべき病気」と認定されたＧＳＭですが、**なんと50代以降の女性の2人に1人が、この病気を抱えている**といわれています。

ＧＳＭのせいで、多くの中高年女性たちのＱＯＬ（Quality《クオリティ》 of《オブ》 Life《ライフ》）がいちじるしく下がっているのです。

「膣がかゆくてたまらない」、「尿もれが怖くて出かけられない」、「痛いからセックスが苦痛になった」といった悩みを抱えていれば、毎日を心の底から楽しめなくなってしまうのは当然でしょう。ＱＯＬは、「生活（人生）の質」という意味ですが、多くの女性が、ＧＳＭによって「人生や生活を楽しむこと」ができないのだとしたら、まさに由々《ゆゆ》しき事態です。

でも、大丈夫！　女性が明るい笑顔で日々を過ごせるよう、ＧＳＭを撥《は》ねのけていく術《すべ》を本書ではいろいろご紹介していきます。私の女性泌尿器科医としての診療経験と知識、そしてエビデンスに基づいた正しくて効果のある方法ばかりなので、安心して参考にしてください。

閉経前の女性も要注意。全世代の女性が気にすべき症状

世界的に注目されつつある中高年以降の女性の病気、ＧＳＭの主な症状は以下の３つ。

- 腟と外陰の不快感（ムズムズ・かゆみ・痛みなど）
- 尿のトラブル（頻尿・尿もれ・再発性膀胱炎など）
- セックスのトラブル（痛み・出血など）

いかがですか？　思い当たる症状はありますか？

ひとつでも当てはまるものがあるなら、ＧＳＭの疑いアリ。

とはいえ、「こんなの、みんな少しはあるんじゃないの？」と思う方もいるでしょう。そこで本書には、**ＧＳＭであるかどうかを自分で判断するためのセルフチェックシートを掲載しました**【42ページ参照】。これを使って、自分がＧＳＭであるかどうかを確認してみてください。

チェックして、ＧＳＭの疑いが少しでもあれば、すぐにでも本書で紹介するセルフケア【第4章参照】や、医療機関での治療【第5章参照】を始めてください。ＧＳＭは、放っておけば進行します。けれどもうれしいことに、**ＧＳＭは、セルフケアをすれば進行がくい止められ、治療すれば改善される可能性が高い疾患なのです。**

それなのに、横浜にある私のクリニック「女性医療クリニックＬＵＮＡネクストステージ」の「ＧＳＭ相談外来」を訪れる患者さんは月に30名ほど。少ない人数ではないと感じるかもしれませんが、50代以降の女性の2人に1人がこの疾患を抱えていることを考えれば、もっとたくさんの人が受診に訪れるはず。たぶん、多くの女性がいまだに「老化現象だから仕方がない」と考え、我慢しているのでしょう。きちんとした手当てをすれば改善できることをご存じないのです。

閉経前の女性にとっても他人《ひと》事ではありません。不規則な生活が続いたり、強いストレスを受けたりすると、女性ホルモンが急激に減って、体内のホルモン環境が50代の女性と近い状態になってしまうことがあるからです。そうなると、GSM類似の症状が出ることがあります。

膣や外陰の乾燥が進行して、かゆみや痛みなどが出現するのです。うるおい不足で性交痛に悩む人も出てきます。

私のクリニックに来るGSMの女性たちの悩みがどのような割合になっているかですが、だいたい次のような感じです。

①約4割：膣と外陰の不快感（ムズムズ・かゆみ・痛みなど）
②約4割：尿のトラブル（頻尿・尿もれ・再発性膀胱炎など）
③約2割：セックスのトラブル（痛み・出血など）

多少の個人差はあるものの、この①〜③の症状にほぼ全員が当てはまります。

ちなみに、**アメリカでは、GSMの患者さんの約6割の人の悩みがセックスのトラ**

ブルです。アメリカでは、日本と違い、セックスレスは離婚に直結する一大事。同じ女性器《フェムゾーン》に関する悩みでも、２組に１組の夫婦がセックスレスという日本とは、かなり事情が違うようです。

日本の夫婦にセックスレスが多いことはすでにご存じでしょうが、**閉経後は、膣を使わないことで起こる機能低下でも、ＧＳＭは進行します。**

つまり長い間、セックスやマスターベーションをしないこともＧＳＭの原因になるのです。これは何も膣だけに限ったことではありません。ヒトの心や体は、使わないと機能が衰えます。これは自然の摂理。医学的には「廃用性萎縮」と呼ばれています。お役ごめんになれば、膣も心も縮んでいくのです。

膣を使わないことに加え、遺伝的な体質や、生活環境、生活習慣などによっても**ＧＳＭの発症時期や進行の早さには大きな個人差があります。個人差が大きいことがＧＳＭのひとつの特徴なのです。**

くり返しになりますが、ＧＳＭは予防とケアがとても重要な病態なので、それについてはのちほど詳しくご説明します。残念ながら発症してしまった場合でも、改善が見込めるいろいろな治療法があるので、それについてものちほどご紹介していきます。

欧米と日本ではこれだけ違う！　中高年セックス事情

セックスの重要性について、もう少しお話ししましょう。「日本人夫婦はほとんどセックスレスなのに、欧米はお盛ん」という話はよく耳にします。では、実際にどれくらい違うか、改めて見てみましょう。

欧米においては、中高年になっても、セックスは男女の関係を築くうえで重要な要素。たとえば、２００７年の調査によると、**イギリスでは閉経後の女性の92%が、「積極的な性生活が重要」と考えています**【次ページのグラフ参照】。セックスをしている人はＱＯＬが高いというデータもあり、セックスを軽視することはできません。

一方、日本では、アダルトグッズメーカーのＴＥＮＧＡが２０１８年に行った調査で、65歳以上の女性の46%が「恋愛や性欲や性行為は、若さや活力を持続する上で重要」と回答しているものの、実際に性欲を感じると回答した人は、たった7%でした。

セックスとの相関関係は、はっきりしませんが、90歳まで生きるのが普通になった日本の女性の生活の質は、70代後半から急速に低下します。世界一長寿なのに、多くの女性が足腰や膝の痛みのために動けなくなり、人生を楽しむことができなくなって

閉経後女性の、性的な健康と腟の症状について

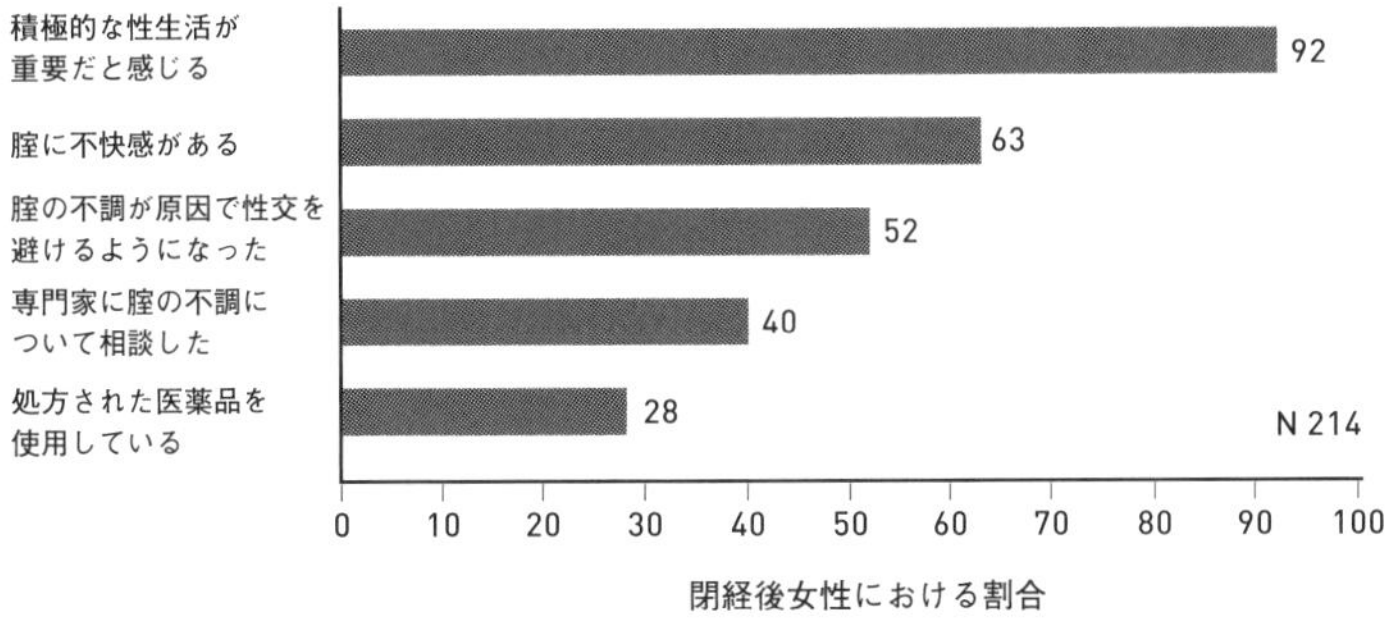

英国の患者に合わせた、独立した、臨床医主導の更年期障害のWebサイトで提供されるオンラインの性的健康調査。調査の回答者には、1,002人の女性が含まれていました（閉経期73.1%、閉経後21.4%、閉経前5.6%）。示されている結果は、閉経後の女性のみからのものです（n = 214、注：すべての女性が各質問に回答したわけではありません）。
Cumming GP,et al.Menopause lnt.2007；13：79-83.

しまうのです。つまり、日本人女性が健康で過ごせる「健康寿命」は70代後半で終わり。残りの10年以上は病いを抱えての生活となります。

ちなみに男性は、自立した生活（自分の足で歩き、自分の身のまわりのことは自分でする）ができない状態になると死んでしまうことが多いので、女性ほど健康寿命と実際の寿命との乖離《かいり》は大きくありません。

この、日本人女性の健康寿命と平均寿命の大きな開きの原因のひとつがセクシュアリティだ、と私は考えています。

人間において、「性的意欲」と「生きる意欲」は相関しています。性的意欲とは、「相手と親密になりたい」という男性ホルモン

がコントロールする気持ちと、「自分が親密になりたいと感じる相手に、自分を求めてもらいたい」という女性ホルモン、両方のホルモンによってコントロールされている気持ちのことです。相手が異性だろうが同性だろうが関係ありません。

好意を抱いた相手にどう見られるかを気にして身ぎれいにしたり、自分を向上させようとしたりする行為には、多少なりとも努力が必要です。この**自分のセクシュアリティを磨くための努力こそ、男女を問わず、人生の最後まで自立した生活を楽しむために必要なことなのです。**

現代の50～70歳の女性は、自分の幸福度に対して敏感です。自分一人の時間も、女友だちと過ごすときも、異性の友だちや性的パートナーと一緒のときも、常に大いに楽しみたいと考えているはず。昔ならば欲張りと呼ばれたような女性が、今後はもっともっと増加してくるでしょう。欲張り上等！　女性は、幸せな人生を手に入れるためのアクションを、もっと積極的にみずから起こすべきです。

老いも若きも、ガールズみんなで楽しむ近未来のために、ガールズ（G）、シモ（S）、問題（M）――GSMと向き合うことはとても重要なことなのです。

乳がんサバイバーだからこそ辿り着いたGSMの治療方法

ここで改めて、自己紹介をさせてください。なぜ私が女性泌尿器科専門医になり、なぜGSMに大きな関心をもって治療に当たってきたかを、もう少し詳しくお話ししたいのです。

医者を志したのは5歳のときです。自営業の父が事務を担う母に威張り散らしていて、夫婦の間に流れる男尊女卑の空気が嫌で、医者になろうと決めたんです。高校では猛勉強して拒食症になったりしましたが、それなりに回復したため、大学時代はバックパッカーになって世界を旅したりもしました。私が医師になった30年ほど前、女性医師は、内科、産婦人科、眼科、皮膚科、麻酔科に集中していました。その理由は、女性患者割合が多いうえに、比較的、拘束時間が短いので、結婚・出産しても仕事を続けていけるからです。そのため、ほかの科を選ぶ女性は、結婚を諦めている「変わり者」呼ばわり。まさにセクハラ全盛期でした。

それでもいろいろ学ぶうちに、私は患者さんの体をトータルに診られる泌尿器科に興味をもつようになりました。泌尿器科では、内科的治療（投薬・リハビリテーションなど）と外科的治療（手術など）の両面から患者さんにアプローチしていくのですが、そこにも魅力を感じました。

そのころ、子宮と卵巣を診る産婦人科医はいても、膣と外陰にかかわる問題を専門に診る医師はごくわずかしかいませんでした。若いころからマイナー志向だったことと、当時から女性の性機能に興味があり、大切な分野だと考えていた私は、「高齢化社会を迎える日本で、泌尿器科は今後、必ず、多くの人から必要とされる分野だ」と確信。女性ではほとんど成り手がなかった泌尿器科を選択したのです。

その後、大学病院の泌尿器科に勤務。結婚して1人目の子どもを産んだ後、年配の男性患者を診ることに行き詰まりを感じていたので、36歳で大学院へ。卒業して、医学博士を取得。2000年に、いまだにあまり成り手がいない「女性泌尿器科専門医」になりました。「専門医」とは、その多くが各学会で試験を受けて「専門医」の資格を認定された医師のことで、私も日本泌尿器科学会認定の専門医です。しかし「女性泌尿器科専門医」は、誰かに認定してもらったわけではありません。自分でなったのです。

女性を専門に診る泌尿器科クリニックは、当時も今もイギリスとUSAにしかないのですが、私は、日本ではじめての女性専用の泌尿器科専門クリニックを作ろうと決意。２人目の子どもを産んだ後の２００５年、ついに念願かなって横浜に女性を専門に診る「女性医療クリニックＬＵＮＡ横浜元町」をオープンしました。

現在日本には、女性の泌尿器科医は４００名ほどしかおらず、女性を専門に診る専門医となるとさらに少数。残念なことに泌尿器科は、今、最も女性の専門医が少ない科になってしまいました。しかし生活の質を大きく低下させるため、女性の腟や外陰・膀胱のトラブルに悩む患者は、世界的な高齢化により、まさにうなぎ登り。これから注目の診療科なのです。

泌尿器科医の私が特にＧＳＭに興味をもったきっかけは、「はじめに」でお話ししたとおりですが、ここで改めてお話ししておくと、２人目の子どもを出産した私は、その４年後、女性医療クリニックＬＵＮＡ横浜元町を開業して半年後の42歳のとき乳がんになり、すぐに女性ホルモンを抑制する治療を受けることになりました。女性ホルモンが、乳がんの進行を速めるからです。その結果、私は強制的に閉経を迎えることとなり、更年期障害に加えてＧＳＭ特有の症状にも襲われることになってしまいました。

なかでも、最も辛かったのが、腟や外陰のかゆみ。ここまでお読みくださった方はおわかりかと思いますが、ＧＳＭは、当時まだ、その概念すらありませんでしたので、私は、ただひたすら、我慢の日々。

そのころ、更年期女性の女性器《フェムゾーン》にまつわる不調や不快感の改善に最も有効とされていたのは、全身への女性ホルモン補充療法(Hormone Replacement Therapy)でした。最近は、乳がんになっても、治療終了後10年くらい経てば女性ホルモン補充療法を選択することができるようになりましたが、かつては乳がんにかかった女性に、女性ホルモン補充療法を施すなど論外。一生涯にわたって、女性ホルモン補充を行ってはならないとされていたので、私は完全に、女性ホルモン補充療法の蚊帳《かや》の外に置かれてしまったのです。

受けられる治療法がないと知ったときは、さまざまな不安や絶望に苛《さいな》まれました。

そこで、全身への女性ホルモン補充療法以外に治療法はないか、本気になって探し始めました。時間をやりくりして、国内外で開かれる学会に、毎年参加しました。

そのおかげで、２０１４年の国際女性性機能学会で、女性の膣や外陰に関する悩みが、ＧＳＭという病名でくくられ、明確に治療対象となったその記念すべき現場に、日本の医師としては、いち早く、たった一人で居合わせることができたわけです。

ＧＳＭという概念のなかには、長い間、私自身が苦しみ、試行錯誤を重ねながら改善策や治療方法を探し、克服したいと願って戦ってきた症状すべてが含まれていました。

私と同じように、全世界の女性が悩み苦しんできたにもかかわらず、ずっと見過ごされてきた疾患に明るい光が射したのです。まさに胸にせまる思いでした。

それ以降、世界中で急速に、女性器《フェムゾーン》にかかわる諸問題を解決に導く新しい治療法の研究が進められるようになっています。

それらの研究や治療法を、女性の幸せな人生のために活用していきたい――そう思って乳がん克服後、仕事に集中する日々を送っていた私が、ＧＳＭとどう向き合ってきたかというと、膣の乾燥には、抗酸化サプリメントや、女性にも有効な最先端の治療である男性ホルモン補充療法【１１９ページ参照】が有効と知り、自身で治療。膣や外陰の乾燥はだんだんとよくなり、頻尿や再発性膀胱炎、性交痛になることもありませんでした。膣や外陰の保湿ケアも継続的に行っていたので、ＧＳＭの症状はなくなり、快適に生活できていたのです。

ところが、２０２０年夏、57歳でまたしても、急性肝不全で死の淵を体験することになってしまいました。日ごろから健康管理に人一倍気を配っていた医師としては、お恥ずかしい次第なのですが、まさに青天の霹靂《へきれき》。

乳がん以来の長期入院で生死の境をさまようことになってしまったのです。そんなときに膣や外陰のケアなどできるはずもなし。入院3週間目になると、黄疸《おうだん》による全身の皮膚のかゆみ、肝不全治療のために起こる頻便・頻尿。保湿ケアができないことが重なって、外陰は最悪の状態になってしまいました。

長期にわたりシモの悩みを抱えている重症のGSMの患者さんの苦しみを、再び身をもって体験したのです。そのことで、より一層、GSMケアと治療の重要性を痛感することになりました。

そして現在、私は、黄疸も改善、排尿・排便の回数も正常化し、日々のGSMケアもしっかり行っているので、膣と外陰の不快感はまったくなくなっています。

GSMは治療すれば治ります。これは私が身をもって体験したことであり、この本で最もお伝えしたい大切な事実なのです。

デリケートゾーンからフェムゾーンへ

女性器とは、膣と外陰のこと。膣と外陰はひとまとめにして「女性器」と呼ばれています。けれども、粘膜で覆《おお》われている膣と、表面が皮膚である外陰はまったく別の臓器。それなのに、なぜこれが「女性器」というひとつの言葉で表現されているのでしょう。

性交に使われるところは、通常「性器」と呼ばれます。つまり膣と外陰は「性交」に使われる女性の性器だから、「女性器」というわけです。

その「女性器」ですが、日本では最近、「デリケートゾーン」と言い換えられることが多くなっています。「女性器」という言葉が、男性向けのセックスに関係する文章などで多く使われているため、猥褻《わいせつ》なイメージを避けたいという事情があるのでしょう、とくに女性向けに書かれた文章で、「デリケートゾーン」という表現が目立ちます。

けれども私は、この「デリケートゾーン」という言い方には、問題があると思っています。

なぜならデリケートゾーンという言葉には、「繊細なところ」「大事にしなければいけないところ」というイメージがあるからです。その結果、知らず知らずのうちに、女性たちは「触ってはいけないところ」と思い込んでしまいがち。

しかし、膣と外陰は、女性がみずからしっかり見て、触って、ケアをすることがとても大事な場所です。ケアをすれば、年を重ねても健康を維持できる、比較的丈夫な臓器なのです。

それならば「デリケートゾーン」は使わずに、「女性器」を使えばいいのではないかという意見もあるでしょう。

けれども最近のジェンダー論では、性別は、「体の性」と「精神の性」、さらに「性的指向」という3つの要素から判定されるようになってきています。つまり、膣と外陰があるからといって、その人が「女性である」とはいえなくなってきているのです。膣と外陰があっても、それが女性器でない場合もあるということです。

そこで、いろいろ考えました。最初は、「フェミニンゾーン」とか「フェミゾーン」はどうだろうと思いました。けれども、英語のfeminineには、「女性の〜」という意味と、「女性らしい」という意味があります。「女性らしい臓器」であるなら、それは「デリケートゾーン」と同じ。またまた「繊細な臓器」という意味を含有してしまいます。

何かもっと違う言葉はないかと考えていたところ、最近になって「フェムテック」という言葉が一般的になってきました。〝female〟の〝fem〟と、〝technology〟の〝tech〟をかけ合わせた造語で、身体的性別にかかわらず、※LGBTQ+の人たちが使うようになっています。

〝female〟は「女性」という意味。〝technology〟は「技術・テクノロジー・科学技術」などを意味する言葉。よって「フェムテック」は、「女性向けの技術」「女性向けの開発」「女性向けの企業」と翻訳されていて、「女性らしい技術」と訳されることはありません。

それでこの、既存の性別の概念と異なる要素がある「フェム」という言葉を使うことを推奨するため、本書では、ここまで「女性器」という語に、「フェムゾーン」と、ルビを振りました。

「女性器」を「フェムゾーン」と言い換えるとポジティブな印象になり、ジェンダー差別を感じることなく、前向きに自分の体を知り、積極的にケアしようという気持ちになれると思います。

このコラム以後は「女性器」はすべて「フェムゾーン」と表記しますので、みなさんもぜひ、「フェムゾーン」という語をご愛用ください。

※ＬＧＢＴＱ＋……「エルジービーティークィアプラス」と読む。レズビアン（女性同性愛者）、ゲイ（男性同性愛者）、バイセクシュアル（両性愛者）、トランスジェンダー（心の性と体の性が一致していない人）に、性的少数者を表す「クィア」のＱを加え、さらに自分の性がわからないという「クエスチョニング」を加えた、セクシュアル・マイノリティ全般の人たちを表す言葉。

第2章

あなたは大丈夫？　ＧＳＭのセルフチェック

自分のフェムゾーンと向き合ったこと、ありますか？

この章では、あなたがＧＳＭなのか、そうじゃないのか、はたまた予備群なのかを確認するため、ご自分でチェックしていただきたいと思っています。

けれど、その前に大切な「基本」をおさらいしましょう。


あなたは、ご自分のフェムゾーンを鏡で見たことがありますか？

最近は、アンダーヘアの脱毛が、中高年女性の間でも話題に上るようになってきました。それでも、自分のフェムゾーンの状態を気にしている人は、まだまだ少ないのではないでしょうか。不快な症状があっても、その場所を自分で鏡で見て確認しているという人は、ごくわずかだと思います。


日本はセックスレス大国。日ごろセックスをしていないと、膣と外陰まわりの形状変化にはどうしても無頓着になりがちです。いえ、**膣と外陰の形状が加齢やホルモン分泌量によって変化することすら知らない、という女性が多い**のではないでしょうか。

海外の男性が、「日本の女性は、顔についてはとても熱心で、キレイにケアしているのに、なぜアソコは放ったらかしなんだ⁉」とビックリするという話をよく耳にします。私の印象では、最近、患者さんの約3割はアンダーヘアをケアしていますが、自分のフェムゾーンがどうなっているかまで知っている方は、かなり少数派だと感じます。

ここで改めて、フェムゾーンについておさらいしておきましょう。

フェムゾーンは、「内性器」と「外性器」に分かれます。内性器は、体内にある部分。外性器は、外から見える露出している部分。外性器は外陰とも呼ばれ、そのほうが一般的なので、**本書では「外陰」で統一**して話を進めていきます。

内性器……膣、子宮（子宮体部と子宮頸部《けいぶ》）、卵管、卵巣（36ページ図1参照）

このうち、自分で触れるのは膣と子宮頸部だけ。卵管・卵巣・子宮体部は体内にあるので、超音波検査などの画像検査でしか見ることができません。

ちなみに、子宮頸部のことをポルチオともいい、子宮頸部の後ろ（直腸側）の奥を後膣《こうちつ》円蓋《えんがい》といいます。この部分で感じる快感は一般的にポルチオ快感と呼ばれていますが、ポルチオ快感を感じるのは、全女性の約3割といわれていて、セックス経験の多い人ほ

図1　内性器

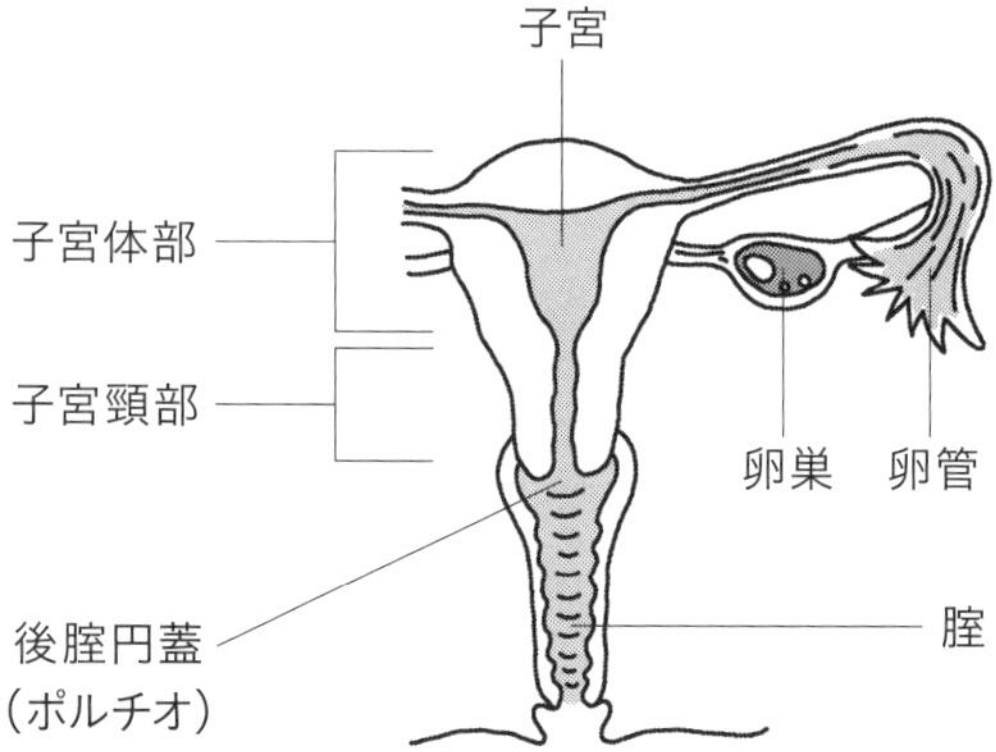

ど感じる割合が増えると考えられています。

外陰……クリトリス（陰核《いんかく》）、包皮《ほうひ》、尿道口、小陰唇《いんしん》、大陰唇、膣前庭《ちつぜんてい》、会陰《えいん》、膣口《ちつこう》（会陰のすぐ上）【37ページ図2参照】

部位に分けて説明しましょう。

・**クリトリス＆包皮**……クリトリスを覆っている包皮を指で剥《む》くと、自分でクリトリスを見ることができます。包皮の下に、小指か人さし指の先くらいのサイズの、しっとりした突起があります。それがクリトリスです。

・**尿道口**……しっとりしていて、穴が縦に閉まっているのが正常です【38ページ図3・4参照】。

・**大陰唇**……ふっくらしていて、ハリがあるの

図2　外陰

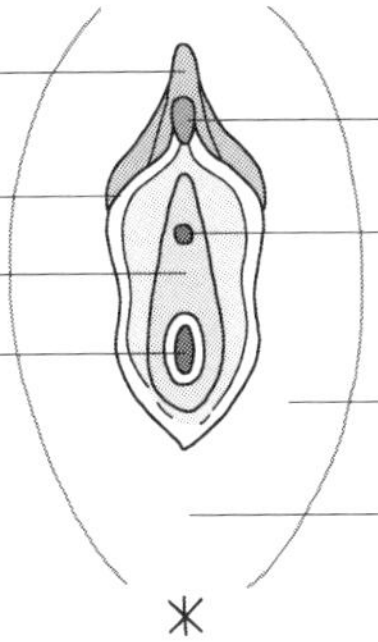

が正常です。

・小陰唇……最大幅は、1〜4㎝くらいで個人差があります。しっとりして厚みがあるのが正常です。

・腟前庭……普段、左右の小陰唇は腟口を覆うように閉じています。その小陰唇を指で左右に開くと見える内側。腟口に最も近い部分です。

・会陰……腟と肛門の間。

・腟口……赤ちゃんが産まれてくる「産道」でもあります。しっとりしていて、指をやさしく挿入したときに痛みがないのが正常です。人さし指を第2関節くらいまで挿入した腟口の前壁に、「Gスポット」という性感帯があるとされています。

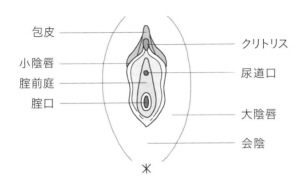

図3　正常なフェムゾーン

図4　GSMに罹患したフェムゾーン

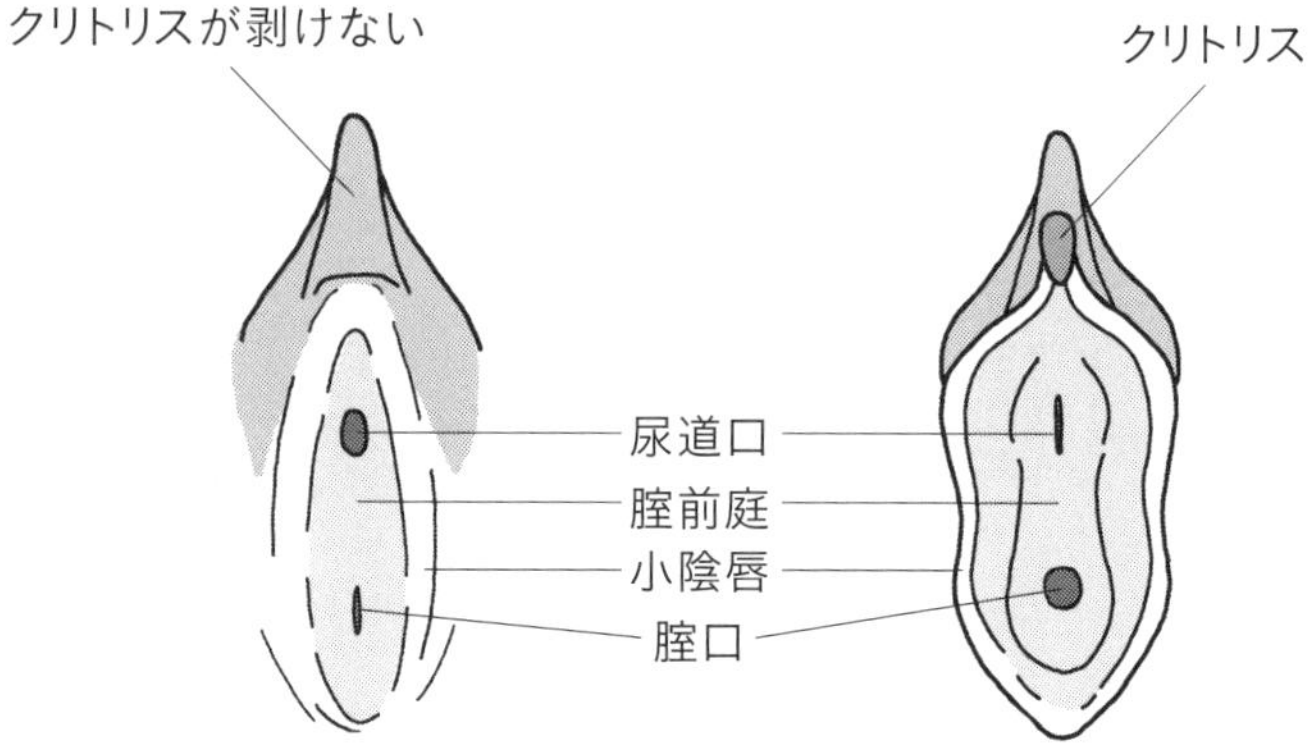

外陰を見て、触って行うセルフチェック

膣のまわりに不快感を訴える患者さんがいると、私はまず外陰を目で見て診察します。そのときにチェックする項目を、次にあげておきましょう。私は、目視するだけでなく、膣の中を見る膣鏡を使ったり、尿検査や血液検査なども行いますが、自分で見るだけでもかなりのことがわかるはずです。それができたら、自分で触って行うチェックもやってみましょう。

〈見てチェックするポイント〉

- **尿道口が、丸くなっていないか。正常は縦のライン**【上図3・4参照】。

・腟前庭が乾燥していないか。
・小陰唇が乾燥し、以前より小さくなっていないか。

〈触ったり指を入れたりしてチェックするポイント〉

・クリトリスが剥けなくなっていないか（クリトリス包茎は年齢に関係なく発症する）。
・クリトリスの大きさは正常か（小指の先か、人さし指の先ぐらい。これより小さいと、男性ホルモンが減少している可能性がある）。
・腟口付近を触ったとき痛みがないか。
・腟口付近が乾燥していないか。
・腟から、膀胱や子宮や直腸が飛び出してきていないか（骨盤臓器脱の有無のチェック）。
・腟の中に指を入れたとき、出っ張りに触れないか（骨盤臓器下垂の有無のチェック）。
・腟の中に入れた指がすぐ子宮口に当たらないか（骨盤臓器下垂の有無のチェック）。
・腟の中に入れた指を、肛門と腟・尿道で締めつけることができるか（骨盤底筋の筋力のチェック）。

今まで膣と外陰に無頓着だった方も、ぜひこれらのポイントを参考にしながら、**ご自分で見て、触って、指を入れてチェックをしてみてください。**外陰であれば、見た目だけでも異変に気づくことができるので、恥じらいを捨てて、定期的にチェックしていただきたいのです。

「骨盤臓器脱」とは、膀胱、子宮、直腸など、骨盤内の臓器が下のほうに垂れ下がってきて、重症になると膣から飛び出てきてしまう疾患のことです。

骨盤臓器脱のうち、多いのは子宮が落ちてくる子宮脱ですが、膀胱瘤《りゅう》や直腸瘤は、膀胱と膣の間にある壁や、直腸と膣の間にある壁が弱くなり、膀胱や直腸が膣の中に落ち込んでくる状態を指します【41ページ図5参照】。膀胱瘤は、頻尿・尿もれ・排尿困難などの原因になることがあり、直腸瘤が進行すると、ひどい便秘に悩まされることになります。

赤く腫《は》れているなど、炎症性の変化があることに気がついた方は、早めに医療機関へ足を運んでください。とくに変化を感じない場合でも、50歳になったら積極的なケアをおすすめします。**ケアを始めるなら、早いに越したことはありません。**ケア方法は、第4章で詳しく紹介します。

図5　骨盤臓器脱

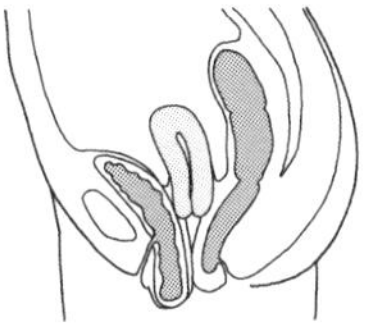

膀胱瘤

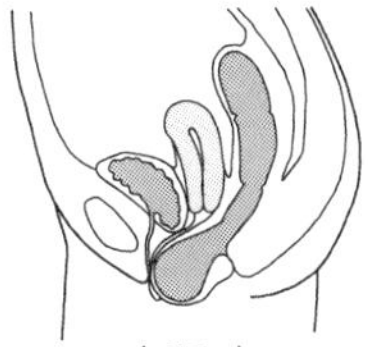

直腸瘤

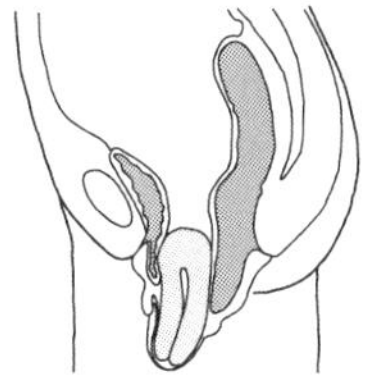

子宮脱

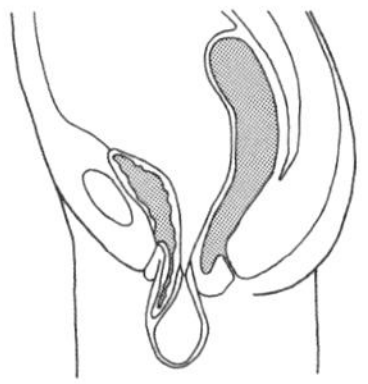

腟断端脱

（子宮を摘出した場合に起こることがある）

ＧＳＭセルフチェックシート

フェムゾーンの基本をおさらいしたところで、自分がＧＳＭなのかどうかを確認するためと体調管理のために、セルフチェックをしてみましょう。

「関口式オリジナルＧＳＭ質問票」を用意しました。次ページをご覧ください。

年齢に関係なく、チェックしてみましょう。各項目の点数を足した合計点が、セルフケアだけでＯＫか、医療機関を受診したほうがいいかの目安になります。

関口式オリジナルGSM質問票

		ほとんどない	ややある	かなりある	常にある
腟萎縮	外陰・腟に違和感がある（かゆい・痛い・ムズムズ・ヒリヒリする）	1	2	3	4
	外陰・腟に炎症がある（赤くなっている・ただれている）	1	2	3	4
	外陰・腟が乾燥していると感じる	1 する	2 少しする	3 ときどきする	4 常にする
	外陰・腟から不快な臭いがする	1 ない	2 週1以下	3 週2回〜数回	4 常にある
尿もれ	尿もれの頻度	1 ほとんどない	2 ややある	3 かなりある	4 常にある
	尿もれの量	1 ない	2 パッドは必要ない	3 パッドが必要	4 大きなパッドが必要
	咳やくしゃみで尿が漏れる	1	2	3	4
	尿の回数が多い（自分の印象で可）	1	2	3	4
	急に強い尿意を感じることがある	1	2	3	4
	膀胱炎をくり返している	1	2	3	4

郵 便 は が き

お手数ですが
63円切手を
お貼り下さい

151-0051

東京都渋谷区千駄ヶ谷4-11-9-401

株式会社径書房 行

ご住所 〒 TEL ( )

お名前《ふりがな》

年齢 ( ) 歳

性別 男 ・ 女

メールアドレス @

本書をどこでお知りになりましたか？

1，書店で見て　2，人に聞いて　3，Amazon のウェブサイト　4，(3以外の) インターネット

5，新聞・雑誌（掲載紙誌名　）　6，その他（　）

ご記入いただいた個人情報は、個人情報保護の観点から適切に取り扱いいたします。

匿名で、広告などに使用させていただく場合がございますことをご了承ください。

こみち書房　読者カード

☆お買上げいただいた書籍の題名

☆本書のご感想・ご意見をお聞かせください。

ご記入ありがとうございました。

		ほとんどない	ややある	かなりある	常にある
性交痛	性交時に不快感がある	1	2	3	4
	性交時にうるおい不足がある	1	2	3	4
	性交時に痛みがある	1	2	3	4
	性交時に出血する	1	2	3	4
	性交痛のため セックスする気がしない	1	2	3	4

※「性交」とは膣性交だけでなく、愛撫、前戯、マスターベーションなども含む。

・**20点未満……** 今のところ安心。だけどGSMになる可能性がないわけではないので、日々のケアを始めましょう。

・**20点～40点未満……** 中等度以上のGSMの可能性があります。3か月以上セルフケアをしても症状が改善しない場合は、医療機関を受診しましょう（セルフケアについては第4章参照）。

・**40点以上……** 重度のGSMの可能性があります。急いで医療機関を受診してください。

※外陰の萎縮性膣炎問診票（VSQ）、膣健康指数（VHS）、女性性機能質問紙（FSFI）、国際尿失禁会議症状質問票（ICIQ-SF）を参考に作成。

リトマス試験紙で膣環境がわかる裏ワザ

ところで、みなさんは、**膣の中の環境を整える役割を果たしている「デーデルライン桿菌《かんきん》」のことはご存じでしょうか。**この菌は、膣の中にいる乳酸菌です。この乳酸菌によって膣内は強い酸性に保たれているため、外からの細菌感染を防ぐことができるのです。「膣の自浄作用」とも呼ばれる大切な働きをしてくれている存在です。

それなのに、**デーデルライン桿菌は、女性ホルモンが減少したり、ストレスや疲労が重なったりすると減ってしまいます。**そうなると、本来は酸性であるはずの膣内が中性に傾き、外から入ってくる細菌などを殺したり減らしたりすることができない状態になります。つまり細菌感染しやすい、不健康な膣になってしまうということです。そうなると、おりものの臭いの原因にもなります。

「でも、どうしたら自分で膣内環境が調べられるの？」と思われるかもしれませんね。おすすめのいい方法があります。膣内が酸性に保たれているか、中性に傾いていないかは、市販の「リトマス試験紙」を使えば、簡単に調べることができます【45ページ図6参照】。リトマス試験紙は、ネットなら安価で手に入ります。

人さし指を使って試験紙の先端を膣内に挿入し、試験紙を膣壁に付着させてから取り出し、試験紙の色の変化でpH《ペーハー》を測定します。

- pH4.6以下……ベストの状態。
- pH4.7〜5.5……黄色信号。
- pH5.6以上……GSMのケアや治療をおすすめします。

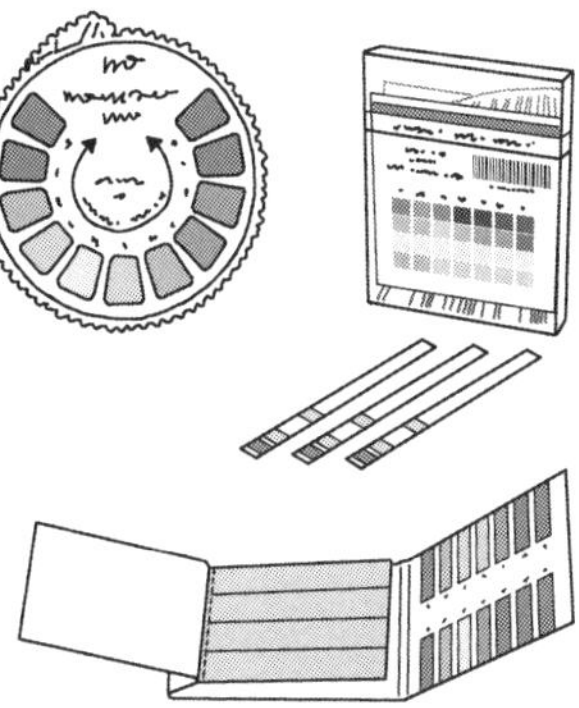

図6　リトマス試験紙

膣から出したリトマス試験紙が湿っていない場合は、膣内の保湿能力（湿潤性、もしくはコーティングともいいます）が低下しているおそれがあります。すぐにセルフケアを始めましょう。

リトマス試験紙にうっすら血がついていたら、膣粘膜の状態はかなり悪化しています。この場合は、すぐに医療機関を受診したほうがいいでしょう。

図7　骨盤底障害とGSMの関係

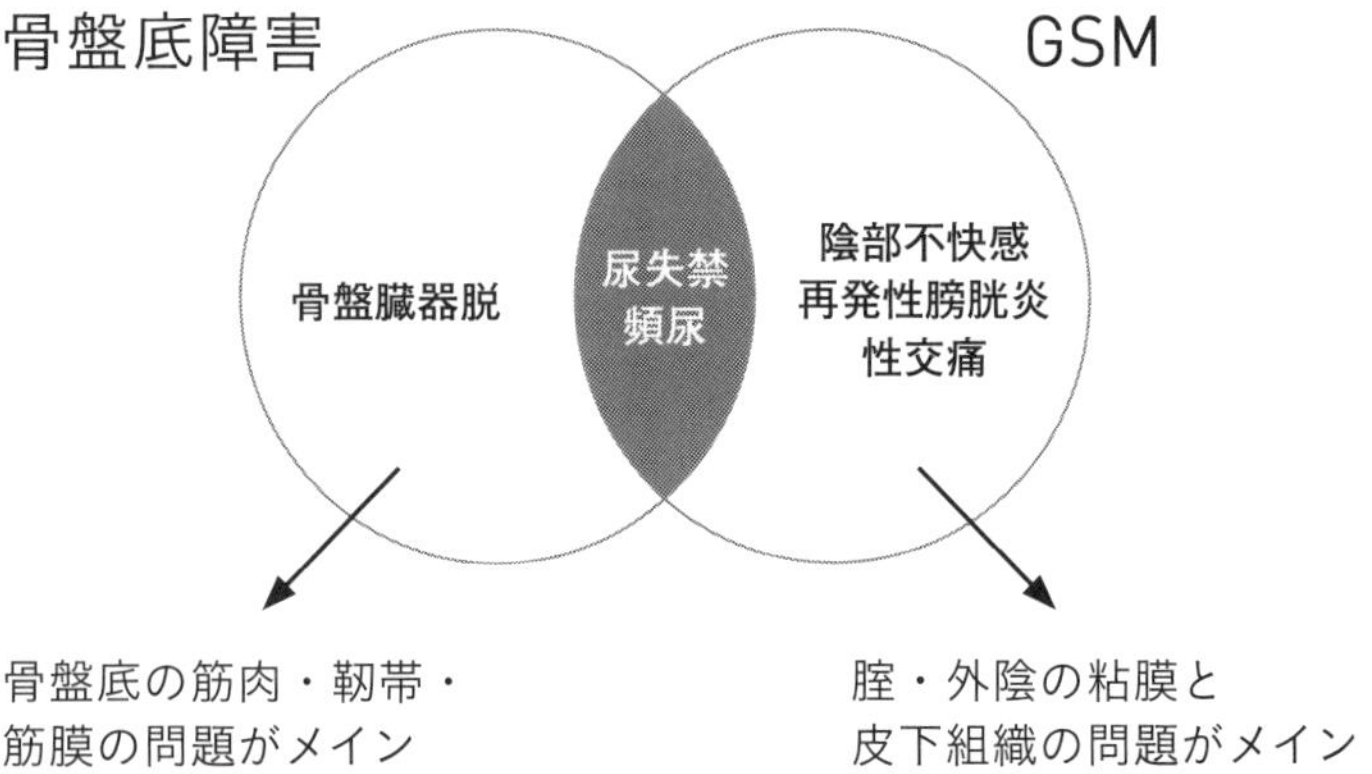

骨盤底障害のセルフチェックもお忘れなく

GSMの特徴的な症状のひとつが尿のトラブルです。そのため、「骨盤底障害」と混同されることが多いのですが、GSMと骨盤底障害とは別な概念になります【上図7参照】。まぎらわしいので、ここで改めて詳しく説明しておきましょう。

尿もれや頻尿の原因は、次のような形で整理することができます。

- 骨盤底障害→主に筋肉や靭帯《じんたい》の問題
- GSM→主に粘膜・皮膚と皮下組織（表皮・真皮の下にある）の問題

この違いを覚えておくとわかりやすいでしょう。

ここで改めて、骨盤底についても説明しておきます。骨盤底は、靭帯・筋肉・皮下組織などで構成されている恥骨から尾骨の間にある菱《ひし》形《がた》状のプレート臓器【48ページ図8参照】で、骨盤内臓器（膀胱・子宮・直腸）の支持と排泄（生理・出産・排尿・排便）をつかさどっています。いすに座ったとき座面に当たる部分です。この筋肉部分の総称が、「骨盤底筋群」です。

骨盤底の強弱は、遺伝的に決まる要素があります。骨盤底が弱い女性は、高校生ぐらいから尿もれに悩まされてしまうことがありますが、このタイプの女性は、お産が楽な安産型ともいえます。安産は人類にとってよいことなので、遺伝として引き継がれているのです。

尿もれなどがなく、遺伝的に丈夫な骨盤底を引き継いでいる人でも、**出産を経験すると、骨盤底は１００％傷みます。**よく「鼻からスイカ」といわれますが、出産にはそれほど多大な負荷がかかるので、出産直後は90％の女性が尿もれを経験します。

この尿もれは、通常は出産後1年ほどで90％以上治まりますが、実は古傷となって

図8　骨盤底

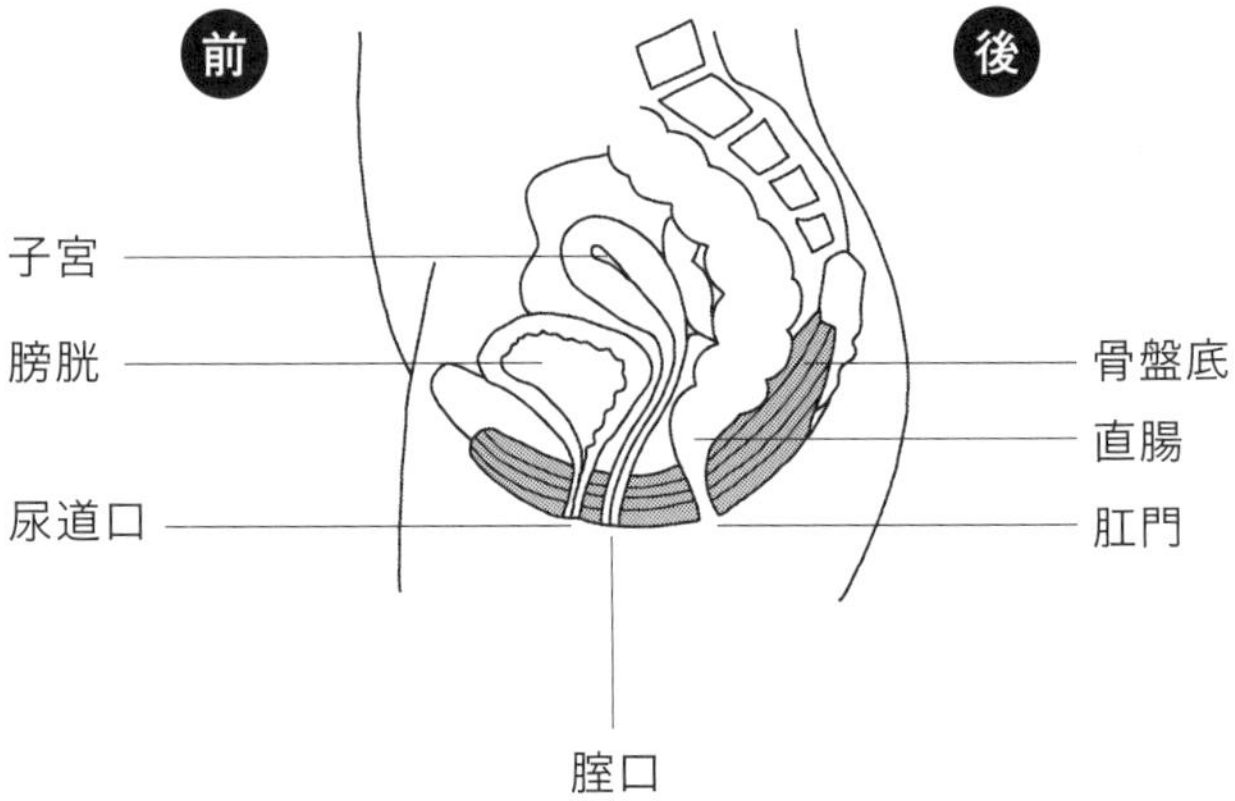

潜んでいます。40代になって全身の筋肉量が減ってくると、この古傷が顕在化してきて、軽い尿もれなどのトラブルが起こるようになってしまうのです。

さらに50代以降になると女性ホルモンが減少して、ＧＳＭが発症。皮下組織の弾力を維持するうえで欠かせないタンパク質であるコラーゲンやエラスチンが減って、骨盤底はさらにゆるんできます。膀胱底にある知覚神経のレセプター（受容体）が過剰に刺激されて過活動膀胱になったり、最初は靭帯や筋膜の脆弱《ぜいじゃく》化、後半は尿道周囲の結合組織の減少により、パッキン不全の状態が起こり、腹圧性尿失禁が起こったりします。骨盤底の古傷が、障害としてしっかり完成してしまうのです。

さらにそのうえ、GSMの症状が加速してくると、粘膜の状態が悪化して炎症が助長され、違和感などが持続的に続くことで知覚過敏状態となり、骨盤底障害の症状も悪化していきます。まさに負の連鎖が起こってしまうのです。そこに、便秘、喫煙、体重増加などが加わると、火に油を注ぐようなもの。骨盤底障害の症状である腹圧性尿失禁、過活動膀胱、骨盤臓器脱などの症状がさらに悪化していきます。

ちなみに咳やくしゃみなど、ちょっとした力が加わるだけで尿が漏れるのが「腹圧性尿失禁」。急な尿意とともに膀胱が勝手に収縮してしまうのが「過活動膀胱」。この症状が現れるとトイレが近くなり、6～7割の人は「切迫性尿失禁」を起こします。

骨盤底障害とGSMの最大の違いは、前述したように、疾患の主体が**筋肉の問題にあるか、粘膜や皮膚や皮下組織の問題**にあるかですが、どちらも骨盤底トレーニングや保湿ケアだけでは症状が改善しないことがあります。重症の場合は医学的な治療が必要になるのです。

骨盤底障害の場合は外科的治療（手術など）になりますが、**GSMは女性ホルモン欠乏が最大の要因なので、重症な症状を解決するためには、女性ホルモンをなんらかの**

形で補充することが必要になります。

私のクリニックでは、乳がんサバイバーに関しては、がん治療終了後は、女性ホルモンの局所への少量投与をおすすめしています。治療中の場合は、性ホルモン様の抗酸化物質含有クリームを塗ったり、早めに後述のレーザー治療を行ったりします。

GSMは、これまで述べたように、目で見て確認したり、リトマス試験紙を使ったりすればセルフチェックできますが、ここでついでに、骨盤底や骨盤底筋群とその周囲筋のダメージ度もチェックしておきましょう。

骨盤底ダメージ度のセルフチェック

- 一日のうち、座っている時間が長い。
- 下腹だけがポッコリ出ている。
- 妊娠・出産の経験がある。
- 3人以上の出産経験がある。
- くしゃみや咳がよく出る。

・閉経を迎えた。
・呼吸が浅い。

これらの項目に2つ以上、当てはまる人は、骨盤底障害になる可能性が高くなります。さらに次にあげるような症状がある人は、第4章で紹介する骨盤底トレーニングをすぐに開始する必要があります。

・尿もれがある。
・便秘がちで、トイレでいきむことが多い。
・座っているときに膝が開いてしまう（骨盤底筋群の周囲筋群である内転筋の筋力が弱ってくると、座っているときに膝が開いてしまうのです）。

これらの症状があり、トレーニングを行っても改善が見られないようなら、ぜひ積極的に女性の尿失禁を診察している泌尿器科や婦人科にご相談ください。骨盤底障害も、放っておけば進行します。

第3章

人生の質を左右するホルモンとは？

女性ホルモン欠乏がフェムゾーンの健康を奪う

この章では、GSMがどんな病気なのかを、もう少し詳しく説明していきます。
第1章で紹介したように、GSMで起こるトラブルは主に3つに分けられます。

- 膣や外陰の不快感（ムズムズ・かゆみ・痛みなど）
- 尿のトラブル（頻尿・尿もれ・再発性膀胱炎など）
- セックスのトラブル（痛み・出血など）

どれもこれも日常生活に支障をきたす不快な症状ばかり。
50代以上の女性の2人に1人がGSMの悩みを抱えているといわれていることは、すでにお話ししたとおりですが、若い女性のなかにも、GSMで悩む人は少なくありません。

GSMは、性ホルモンの低下によって起こる膣や外陰の変化と、それにともなう負の連鎖で起こる症状群の総称ですが、若くても、ストレスや疾患などで女性ホルモン

が低下すると、膣や外陰の不快感が出てきてしまうことがあります。

45歳未満で女性ホルモンが低下してしまうと「卵巣機能不全」、そのまま閉経になってしまうと「早発閉経」と呼ばれます。

この早発閉経の原因としては、遺伝や精神的・肉体的ストレスなどがあげられますが、実は最も多い原因は、医学的な治療。現在日本では、12人に1人の女性が乳がんになり、その患者さんの多くが、長期にわたり女性ホルモンを低く抑える治療を受けています。そうなれば当然、若くてもGSMが発症してしまいます。

たとえば私の場合、GSMが発症した原因は乳がん治療で女性ホルモンが急減したからですが、私にそれが起こったのは40代前半のことでした。

しかし**最近は、乳がん治療によるものではない「プレ更年期障害」も問題視されるようになっています。**50歳前後に起こるとされていた更年期障害と類似の症状が、30～40代の女性にも起こることがあるのです。原因は無理なダイエット、睡眠不足、過剰なストレスなどですが、この場合は、卵巣機能が低下しているせいで女性ホルモンが低下している場合と、卵巣機能は正常で女性ホルモンもしっかり分泌されているのに、ホルモンを受ける体の側が弱っている場合があります。

このうち、若いうちから女性ホルモンが低下する場合は、肌が乾燥してガサガサになったり、膣や外陰のGSMが発症してかゆみや痛みを感じるようになったり、セックスの際に痛みを感じたりすることになってしまいます。

つまり、「GSMは、女性ホルモンが欠乏した女性の病いだから、まだ若い私には関係ない」という油断は禁物だということです。まさにガールズ・シモ・モンダイが襲ってきかねないのです。

一方、ホルモンを受ける体が弱っている場合は、相対的に性ホルモンが過剰な状態になっていると推測されるので、過剰な卵巣機能を調整するために、低用量ピルなどで治療したりします。

ところで中高年女性の場合、ほかにも心配なことがあります。女性ホルモンが減ってくると、皮下脂肪が減って内臓脂肪が増えてきます。そうなると、アンチエイジングにかかせない一酸化窒素の産生が減り、血管内皮細胞が増殖して血圧が高くなります。また動脈硬化を促進する悪玉（LDL）コレステロールが増えたり、血糖を下げるインスリンの効きが悪くなって血糖が上昇ぎみになったりします。このような負の連鎖が女性の健康を奪っていくのです。

女性ホルモンの低下は、いわゆるメタボリック・ドミノの最初のひとコマなのです。そして、メタボリック・ドミノの終着点が、動脈硬化による脳血管障害や心血管疾患の発症です。**女性ホルモンが減ると心血管疾患のリスクが高まるのです。**

もともと女性ホルモンは、血管を保護する作用が男性ホルモンより高いのが特徴。そのため、男性のほうが脳梗塞や心筋梗塞などを起こしやすいのです。けれども、閉経後、血管の守りの要である女性ホルモンが減ると、女性も動脈硬化が進行していき、徐々に脳血管疾患や心血管疾患が増加してきます。

閉経後も、最低限の女性ホルモンを維持することが、女性の平均寿命や健康寿命にもよい影響を与えるのです。

女性ホルモンの欠乏は、病気になりやすくなるだけでなく、美容にもダイレクトに悪影響を及ぼします。髪を豊かに保ったり、肌ツヤを維持したり、女性らしい体形を維持するのも女性ホルモンの働き。減少すれば、肌や髪のコンディションは整いにくくなります。

また、**女性ホルモンは、自律神経を安定させる役割も担っているので、メンタルバランスも崩れてしまいます。**

自己肯定感を奪う女性ホルモンの減少

次は、女性ホルモンの減少が、セクシャルに、ひいては自己肯定感の減少にもつながるというお話です。

積極的な性的意欲は、男性ホルモンがつかさどっているのですが、女性は、性的意欲がなくても、パートナーがセックスを希望すれば応じることができます。これは女性ホルモンの働きといわれています。ですから**女性ホルモンが減少するとパートナーを受け入れる意欲が低下します。**ＧＳＭが原因で性交痛があれば、さらに「セックスをしたくない」という思いがつのり、それだけで性欲はどんどん低下していきます。

しかも、「セックスする年齢は終わった」などと思い込んでいると、性欲はさらに、ますます減少する一方。日本人女性の多くは、性欲の減少は年を重ねればごく普通のことと考えていると思いますが、実は、**性欲の減少は健康問題に直結しているのです。**

寝たきりになったり入院生活が続いたりして体を動かさずにいると、体は次第に衰え、さまざまな不調を引き起こします（「廃用症候群」と呼ばれます）。これは脳、筋肉だけでなくフェムゾーンを含めた全身の問題。腟と外陰も、セックスやケアを継続的に行っていないと次第に衰え、そのせいで、体にさまざまな不調が起こってくるようになります。軽く考えていると、後悔することになりかねません。

問題はそれだけではありません。性欲の低下にともなって、セックスだけでなくスキンシップも減少してしまうと、愛情ホルモンのオキシトシンの分泌が減ってしまい、自己肯定感が薄れていきます。その結果、心が不安定になり、生きる意欲まで低下してしまいます。

実際に私は、女性の性ホルモン減少による負の連鎖でうつになっていく患者さんを、たくさん診てきました。私は、**女性が幸福感をもてなくなる一番の原因は、自己肯定感が得られなくなることだと考えています。自己肯定感が得られなくなる原因には、親の教育や社会のゆがみなどがありますが、多くの患者さんを診てきた経験から、セックスやスキンシップの不足によるオキシトシンの減少も、大きな原因のひとつだと思っています。**

性欲の減退や性交痛がまねく負の連鎖が雪だるま式に膨らんで、体だけでなく心にも影響を与えて、生活だけでなく人生の質も落としていく……。そんなことにはならないように、女性は常に自分の腟と外陰の状態に注意を払っていることが大切なのです。

年齢を重ねれば、高血圧や高脂血症になることは珍しくありません。みなさんも血圧やコレステロール値などで思わしくない数値が出れば、すぐに予防や治療を考えるでしょう。

私は、これらの疾患を治療するのと同様に、GSMについても「年をとったからしょうがない」と諦めずに、きちんとケアをしてトラブルを予防したり、治療したりしてもらいたいのです。**人生の質が落ちるのをくい止める予防も、医療の大切な役目だからです。**

長寿が当たり前になった現在は、年齢を重ねても、できるかぎり人生の質を落とさないことがますます大切な時代。自分の体をしっかりセルフケア。そのうえで少しでも不安があれば、積極的に治療を受けてください。**性ホルモンの減少は自然現象だからしかたがないと考えるのではなく、「攻めの健康医学」で対応していけば、閉経後の女性のネクストステージを充実したものにしていけるのです！**

女性にとって元気の源は男性ホルモン

さてここからは、ＧＳＭの原因は、女性ホルモンの減少だけでなく、男性ホルモンの減少も関係しているというお話をします。

「えっ、女性なのに男性ホルモン?」と思われるかもしれませんが、男性ホルモンは男性だけがもっているホルモンではありません。実は女性も、男性の4分の1〜10分の1程度ですが男性ホルモンをもっているのです。

この事実は意外と知られていませんが、**卵巣や副腎から分泌される女性ホルモンのエストロゲンは、実は男性ホルモンのテストステロンが原料。**テストステロンが、酵素の働きによって女性ホルモンのエストロゲンに作りかえられるのです。つまり女性は、卵巣や副腎で合成した男性ホルモンを、さらに女性ホルモンに作りかえているわけです。

また、これも重要な事実ですが、閉経の影響で**女性ホルモンがガクッと減ってしまう中高年女性の元気を支えているのは、なんとこの男性ホルモンなのです。**

50代になると、女性ホルモンだけでなく男性ホルモンも減ってしまう女性がいます。それが原因で性欲がなくなり、セックスを避けるようになってしまう人もいます。さらに**性欲だけでなく、生きる気力さえ失って、いわゆるフレイル（虚弱）に陥ってしまう人もいます。**このような状態になれば、ますますスキンシップを避けるようになり、それがいっそうGSMを進行させてしまうのです。

そのため私は、GSMを改善させるため、**女性にも「テストステロン」**という男性ホルモンを補充する治療を積極的に行っています。当然、男性に対する補充より4分の1〜8分の1程度の量ですが、補充後は、無気力から脱して、仕事も家事も前向きに取り組めるようになったという女性が少なくありません。

さらにテストステロンには女性の性的意欲を増す効果もあります。**性的意欲が増すということは、生きる活力が増すということと同義なのです。更年期のうつ症状で、抗うつ剤が効かない場合には、適切な男性ホルモン補充で改善されるケースが多くあります。**

社会的に活躍している女性は、テストステロン値が高いという論文も多数出ていて、女性における男性ホルモンの行動活性力は、国際的にも注目されています。実は私自身もテストステロン補充療法を行っていたのですが、おかげで筋肉量が増え、更年期うつも解消され、仕事への意欲もキープすることができました。現在はテストステロン補充が必要なほど体調が悪くないので、「ＤＨＥＡ」というテストステロンの原料となる弱い性ホルモン作用のあるサプリメントの内服だけで、生きる意欲と性的意欲は維持されています。ＤＨＥＡは欧米では普通に販売されていますが、日本ではまだ市販されていないので、クリニックで相談してみてください。

男性ホルモンが減少してしまう女性がいる一方、体内の女性ホルモンが減り、男性ホルモンの比率が高くなることで、その影響を受けて、男性ホルモンを補充しなくても性欲が強くなり、50歳以降に性体験を重ね、それによってＧＳＭが改善するという方もいらっしゃいます。

閉経後、それまではあまり意見をいわなかったのに、なんでもハッキリという性格に変わったりする女性がいますが、体内で女性ホルモンより男性ホルモンの比率が高くなったからであると推測できます。

ちなみに、女性ホルモンのエストロゲンは男性の体内でも作られています。そのため、閉経後の女性に比べると、同世代の男性のほうがエストロゲン値は高くなります。男性に骨粗しょう症が少ないのはこのためです。

このように、体の中の性ホルモンの働きによってもたらされる影響はさまざま。しかし、熟年以降は性ホルモンを医療的に補充することで、女性だけでなく、男性が抱えているさまざまな悩みも解決可能であるというエビデンス（根拠）が、最近になって多数集まってきています。長寿人生には心強い限りです。

ところで、ＧＳＭになりやすい女性となりにくい女性の違いは、何で決まると思いますか？

最新の研究によると、早くからＧＳＭになる人、ならない人の違いは、性ホルモンのレセプターの違いによるとされています。

レセプターとは、性ホルモンがボールだとすると、そのボールが細胞に入って働けるように受け止めるキャッチャーミットのようなもの。どんなにボールをいっぱい投げても、キャッチャーが受け止めてくれなければ性ホルモンは働くことができません。

遺伝と考えられるこのレセプターを形成する遺伝子配列の違いによって、比較的早くから男性ホルモンが働かなくなってＥＤ（勃起障害）になる男性や、女性ホルモンが働かずにＧＳＭになりやすい女性がいるといわれています。

そもそもホルモンってなんでしょう？

ここまで、女性ホルモンと男性ホルモンの話をしてきましたが、ホルモンについて、みなさんはどのくらいご存じでしょうか？　そもそもホルモンとは何かを、簡単に説明しておきましょう。

ホルモンは「内分泌臓器」と呼ばれる脳下垂体、甲状腺、副甲状腺、副腎、性腺（睾丸・卵巣）などから分泌され、血液によって体のいろいろな臓器に届けられています。臓器に届いたホルモンは、その臓器がきちんと動くように刺激を与えます。ホルモンの語源はギリシャ語で「興奮させる」という意味。ホルモンの刺激の強弱によって、人間のさまざまな機能は制御されているのです。

たとえば、体温が低すぎれば、上げるために甲状腺ホルモンがたくさん出され、反対に上がりすぎれば、刺激を抑えるために放出が減らされるといった具合。ホルモンは、人体が健康を保てるよう調整してくれているのです。

ここまでは、内分泌臓器から出て血管をめぐり、体のいろいろな臓器に刺激を与えるホルモンのお話。けれどもホルモンには、もうひとつ、別な方法で分泌されるホルモンがあります。

脳内神経が直接ホルモンを分泌して刺激を飛ばし、臓器にホルモンを分泌させる場合があるのです。脳内で、ホルモン分泌の司令塔の役割を担っているのが眼の奥にある視床下部と脳下垂体。視床下部─脳下垂体系に障害が起こると、副腎皮質刺激ホルモン・甲状腺刺激ホルモン・性腺刺激ホルモン・成長ホルモン・プロラクチン・抗利尿ホルモンの6つのホルモンの分泌調整が阻害され、重度の不調が起こります。

本書でこれまでお話ししてきた男性ホルモンや女性ホルモンは「性ホルモン」と呼ばれるもので、ほかのホルモンと同じように内分泌臓器から出て、血液によって各臓器に届けられます。けれども女性ホルモンのエストロゲンや男性ホルモンのテストステロンは、「ホルモンを分泌せよ」という視床下部─脳下垂体系の指令がないと、卵巣や精巣からは分泌されません。年をとったり過剰なストレスが加わったりすると、この脳からの指令が弱まってしまうため、エストロゲンやテストステロンの分泌が低下してしまいます。そうなると、さまざまな体調不良が引き起こされてしまうのです。

図9　性ホルモン分泌のしくみ

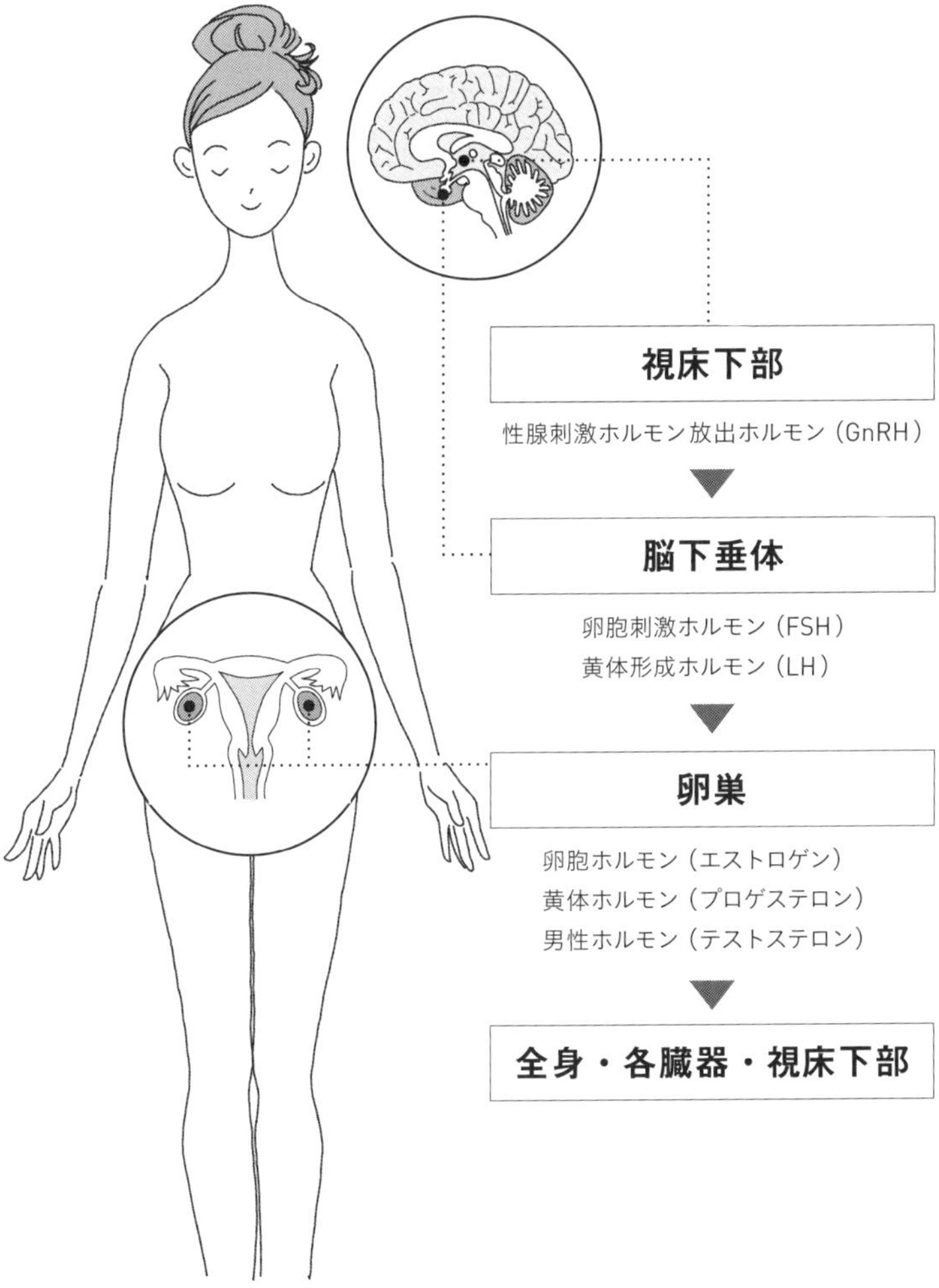

女性ホルモンについてこれだけは知っておくべき

ここで女性の健康をつかさどっている女性ホルモンと男性ホルモンについて、改めて整理しておきたいと思います。

ですが、その前に、性ホルモンの「分泌」にかかわるホルモンについて説明しておきましょう【67ページ図9参照】。先ほど、ホルモンのなかには脳内神経が直接ホルモンを分泌して、それを受け取った臓器にホルモンの分泌を促すものがある、とお話ししました。つまり、卵巣や精巣、副腎は、脳からの刺激がないと女性ホルモンや男性ホルモンを分泌することができないのです。

まずは、脳にある視床下部から「性腺刺激ホルモン放出ホルモン」が分泌され、それが脳下垂体を刺激。刺激された脳下垂体からは、次の2種類のホルモンが分泌されます。

- **FSH（卵胞刺激ホルモン）——女性の場合は、卵巣を刺激して女性および男性ホルモンの分泌を促す。**
- **LH（黄体形成ホルモン）——女性の場合は、FSHとともに卵巣で卵胞を成熟**

させ、排卵を促す。

脳下垂体から分泌された2つのホルモンは、卵巣に刺激を与え、刺激を受けた卵巣からは、大きく分けると2つのホルモンが分泌されます。それがエストロゲン（卵胞ホルモン）とプロゲステロン（黄体ホルモン）です。さらに少量ですが、テストステロン（男性ホルモン）も分泌されます。

いわゆる女性ホルモンと呼ばれるのは主にエストロゲンで、女性らしさを作るホルモンともいわれます。エストロゲンは、さらに3つに分類されます。

エストロゲン（女性ホルモン。男性ホルモンであるテストステロンから作られる）

・エストラジオール――――卵巣から分泌される（男性も、女性ホルモンであるエストラジオールを精巣から分泌している）。

・エストロン――――副腎や脂肪組織から分泌される。

・エストリオール――――エストラジオールやエストロンが、母体の胎盤や肝臓で変換されて作られる。

エストラジオールが、この3つのホルモンのなかで最も作用が強いものです。卵巣から分泌され、性成熟期（18歳ごろから40代前半）が分泌のピークで、その後、急激に減少します。

エストロンは卵巣の機能が低下した閉経後の女性の主要な女性ホルモンになります。

エストリオールの作用は普段は控えめですが、妊娠後期に分泌が高まり、パワーを発揮します。

エストロゲンと同じように、卵巣からはプロゲステロンも分泌されます。

プロゲステロン（黄体ホルモン）

・妊娠・出産にかかわるホルモン。妊娠を促し、妊娠中の子宮環境を整える。

排卵まではエストロゲンがサポートしていますが、排卵後は、プロゲステロンが受精卵を大切に育てる環境整備で活躍します。

体内にあるホルモンのなかで、とくに人間の好不調を左右する性ホルモンですが、そのなかで最も作用が強いエストラジオールは、人生でたったスプーン1杯ほどしか分泌されません。そんな微《かす》かな量なのに、それが枯渇すると人間が生きていくうえでさまざま問題が起こってしまうのです。人間の体の複雑さを思い知らされる事実ですね。

ところで、近年までは「年をとったからしょうがない」と、諦めて余生を過ごすのが当たり前でしたが、今は人生100年時代。閉経後に50年も人生が続くのですから、ケアや治療を積極的に取り入れることでQOLを上げていかなければ、人生がつまらないものになってしまいます。奇跡ともいえる命を生きているのですから、体を大切にケアしつつ、楽しく生きていきたい。そう考えて私は、女性医療専門家として、性ホルモンとは直接、関係しないことも含めて、〝エイジングケアに必要な6要件〟を日々、患者さんに説いています。

エイジングケアに必要な6要件

1 血管を守る。

2 骨を守る。

3 うつ状態にならないよう、ストレスを避ける。

4　皮膚の老化を防ぐ。
5　筋肉量を維持する。
6　がんを早期に発見する。

1～6の要件を満たすことは、女性ホルモンレベルを維持することにつながります。規則正しい生活、栄養バランスのよい食事、適度な運動、良質の睡眠、ストレスを遠ざけるなど、日々の努力が女性ホルモンを維持するためには有効です。

けれども、もともと人間を哺乳類の一種ととらえ、ほかの動物を参考に脈拍数で寿命を推定すると、寿命は60歳くらいといわれており、生活改善などの自助努力だけでは、どうしても限界があります。

50歳以降の人生を毎日、明るく溌剌《はつらつ》と送っていくためには、性ホルモンがかぎになります。**性ホルモンが足りなくなって不調が出てきたら、医学の力で外からちょっと女性ホルモンや男性ホルモンを補充してみる。それによって驚くほど多くの悩みが解決される可能性があります。**

このことは、ぜひ覚えておいてください。具体的な治療については第5章でお伝えします。

性ホルモン以外のパワーホルモンについて

ついでに、最近よく耳にするホルモンもご紹介しておきましょう。

ホルモンは人間の体内に１００種類以上存在しているといわれていて、血糖値、血圧、体温、心拍、呼吸、排泄、基礎代謝、脳の伝達機能などをコントロールしてくれています。

ここで女性の心身の健康に深くかかわるホルモンを、いくつか紹介しておきましょう。

・オキシトシン――出産時に放出される子宮収縮ホルモンとして知られ、信頼する気持ちを高める生理作用をもつことから、愛情ホルモンとも呼ばれる。女性や赤ちゃんだけでなく、男女問わず誰にでも一生涯分泌され、スキンシップで分泌が促進される。マスターベーションでも、分泌が促進されるといわれ

ている。

- ドーパミン――――喜びや快感を得たときに視床下部から分泌される脳内物質。やる気スイッチもオンになるが、過剰分泌になると、幻覚や妄想が現れることもあるので要注意。
- アドレナリン――――プレッシャーや強いストレスを感じたときに副腎髄質から分泌され、短期的に心身のパフォーマンスを上げる。
- ノルアドレナリン――――適度なストレスに反応して副腎髄質から分泌されるホルモン。交感神経を高め、闘争心をかき立て、やる気を促す。
- メラトニン――――夜になると分泌されるため、睡眠ホルモンと呼ばれている。体内時計のリズムをつかさどる。
- セロトニン――――不安な気持ちを抑えてくれる。静かな覚醒ホルモン。太陽の光や、人とのスキンシップによって分泌される。
- コルチゾール――――副腎皮質から分泌され、ストレスを受けると分泌が促される。免疫物質を作ったり、ブドウ糖や脂肪などの熱源をエネルギーに変えたりするのが主な働き。

・プロラクチン――脳下垂体から分泌され、乳腺に作用し、乳汁の産生・分泌を調整するホルモンで、主に視床下部から出るドーパミンにより制御されている。血中プロラクチン値は妊娠や産《さん》褥《じょく》期に高くなるが、その時期以外のときに高値だと月経異常、不妊を引き起こすこともある。

ホルモンがいかに多岐にわたって人間の健康に作用を及ぼしているか、おわかりいただけたでしょうか。食事をすれば消化が始まり、運動すれば心拍数が上がる。これらもすべてホルモンのおかげです。

しかし、このことからもわかるように、人間の体は自分の意志だけで動いているわけではありません。**ホルモンの分泌はすべて、長期的な生活習慣の改善でコントロールすることが可能ですが、短期的に自分の意志でコントロールすることはできません。**それどころか、脳にストレスが加わると指令系統にエラーが生じ、体温調節をはじめ、さまざまなホルモン調節がうまくいかなくなります。

さらに、性ホルモンと同様、加齢が原因でホルモンを分泌する臓器側の能力が落ちてくると、必要なホルモンに相対的な過不足が起こり、バランスが崩れ、人生のパフォーマンスがガタガタと落ちてしまいます。

ホルモンの分泌に乱れが起こらないよう健康を気遣うのは当然ですが、与えられた命を十全に生きるためには、ホルモン補充という医学の力も十分に利用していただきたいと思っています。

自律神経と女性ホルモンの密な関係

ホルモンと同様、自律神経も、基本は人間の意志とは無関係に動いています。ご存じの方も多いでしょうが、改めて「自律神経」についても簡単に振り返っておきましょう。人間の体は、2つの自律神経のバランスによって保たれています。「昼の神経」といわれ、心身をアクティブにする「交感神経」と、「夜の神経」といわれ、心身をリラックスさせる「副交感神経」です。

この2つの神経のバランスが崩れ、交感神経が優位になりすぎると、体の調子が悪くなります。喩《たと》えるなら、副交感神経というブレーキがきかず、アクセルを踏みっぱなしにして暴走している自動車のようなものです。

具体的には、顔のほてり、動悸《どうき》、手足のしびれ、めまい、肩こり、腰痛、頭痛といった症状が表れてきます。これが、いわゆる「自律神経失調症」と呼ばれるものです。

自律神経のバランスが崩れる原因は、やはりストレスです。激しい怒りや緊張、不安などを覚えたりすると、それが大きなストレスになって交感神経が急激に優位になります。瞳孔は開き、心臓の鼓動は激しくなり、血管は収縮して血圧が上昇します。これはストレスに対処するためには適切な反応です。

軽～中程度のストレスであっても、慢性的にさらされていると交感神経と副交感神経のスイッチングがうまくいかなくなり、それによって、先ほど述べたような心身の不調が出てきます。これも自律神経失調症です。現代に暮らす私たちは、仕事のストレスや、寝不足などで、交感神経が優位になっている状態がずっと続いてしまうことが多いので要注意です。

女性の場合、更年期になると女性ホルモンのアップダウンが激しくなり、自律神経のスイッチングがうまくいかなくなります。そのため、ホットフラッシュと呼ばれる上半身ののぼせやほてり、発汗に代表される、自律神経失調症が襲ってきます。これが更年期障害です。

更年期の終了とともに多くの更年期障害の症状は改善していきますが、その後も〝ホルモン〟〝自律神経〟、そしてウイルスや細菌から体を防御したり、傷ついた体の組織を修復したりする〝免疫〟は、お互いに影響しあって、心と体の健康を維持していきます。閉経後も自律神経と免疫力を正常に保つためには、女性ホルモンをある程度のレベルに保っておくことが大切なのです。

第4章 GSMにならないために自分でできること

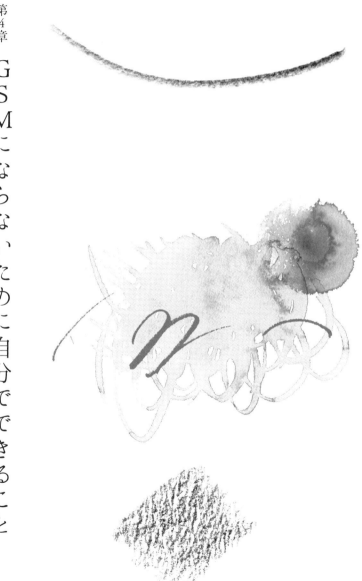

日本人女性はフェムゾーンに無関心すぎる

フェムゾーンは、内性器（腟、子宮、卵管、卵巣）【36ページ図1参照】と外陰（陰核〔クリトリス〕、尿道口、小陰唇、大陰唇、腟前庭、腟口、会陰）【37ページ図2参照】に分けられるとお話ししました。

このうち腟と外陰は、女性の生理・出産・排尿・排便・性交にかかわる重要な部分であり、それでいて酷使される部分。24時間365日、雨風にさらされているといってもいいようなゾーンです。だからこそ、一生涯にわたって長持ちさせる必要があります。そのためには、自分でちゃんと見て、触って、様子を確かめながら丁寧にケアすることが大切なのですが、なぜかアンタッチャブルで、「触れてはならない場所」とされがちです。

たとえば顔なら、乾燥・たるみ・しわなど、ちょっとしたトラブルでも敏感に反応する女性がほとんど。女性ホルモンの低下やホルモンバランスの乱れで、顔のハリやうるおいが失われることや、吹き出物が出ることなどは、みなさん、十分にご存じでしょう。毎日、朝晩、スキンケアをせっせと続け、すこやかな肌を保つため、食生活に気をつけるなど懸命に取り組んでいると思います。さまざまなノウハウやコスメへの探求心にも、並々ならぬものがありますよね。

ところが、腟と外陰については、ほとんど無視されているのが現状。とくに日本では、子どものころに母親から「触ってはダメ」と教えられたりして、性にまつわることには、とかく蓋をされがち。腟と外陰に対して関心をもつことが難しいのは、そういう文化の影響があると考えられます。けれども、自分の腟と外陰の健康を維持するのは、人生100年時代のQOLを維持するためには、とても大切なことなのです。

顔の乾燥は、みなさん、いつも気にしているでしょうが、**女性ホルモンが低下することによって、顔だけでなく、全身のさまざまな場所にも乾燥注意報が発令されます。ドライアイ、ドライマウス、そして、ご存じでしょうか？**「ドライヴァギナ」。欧米では、腟が乾くことがよく知られているのです。

腟と外陰の乾燥が進めば、これまで述べてきたようにGSMをはじめ、さまざまな問題が引き起こされます。フェムゾーンに対しても、顔と同じようなレベルの意識をもってケアを始めましょう。乾ききった土に水や栄養を与えれば、植物が息を吹き返すように、フェムゾーンがうるおいを取り戻せば、GSMをはじめとするさまざまな悩みから解放される可能性が十分にあるのに、それに気づいていない人が多すぎます！　**いくつになってもフェムゾーンは、よみがえる力を秘めているのです。**

だからこそ「陰部」を「陽部」と考え、セルフケアに取り組むことを私は推奨したいのです。「自然にまかせるしかない」「年をとったらしかたない」などと考えていては、人生100年時代を乗りきることはできません。膣と外陰は、多くの女性にとって手つかずのゾーンでしょうが、女性は自分の健康を守るため、そこに開拓者として切り込んでいくべきです。**何もしなければ膣も外陰も確実に劣化する**からです。

それではこれから、劣化をくい止め、GSMの症状を予防&改善するケアをお伝えしていきましょう。

膣と外陰も顔と同じように毎日のケアを

「膣の乾燥がひどくて痛みやかゆみがある」
「外陰が干からびてカチンコチンに硬くなり、触れると痛い」
「骨盤底が衰えているのか、おしっこが漏れる」

「痛みがあるからセックスをしたくない」

こういったお悩みは、セルフケアによって徐々に改善されていくことが期待できます。スキンケアの一般的な鉄則を思い出してください。

- **やさしく、だけどしっかり汚れは落とす。**
- **徹底的に保湿する。**
- **軽くマッサージをして血行をよくする。**
- **質のいい睡眠を心がける。**
- **暴飲暴食は避ける。**

美肌のためにしているこういったことが、そっくりそのままGSMの症状の改善や予防にも有効です。日本人女性は、世界のなかでもとくに際立って、腟と外陰に対する知識や関心がありません。もったいない！　**顔と同じようにセルフケアをすれば、腟と外陰の痛みやかゆみ、尿もれも改善されますし、性機能も回復させられるのです。**幸せな後半生のために、ぜひ取り入れてください。

清潔に保つのは基本中の基本です!

「膣を洗うべきか、洗わざるべきか」、よく質問を受けます。もちろん、不潔にしないほうがいいのは当たり前。

膣と外陰を自分で触ってみると、小陰唇の裏やクリトリス包皮の内側など、ヒダの陰に垢《あか》がたまっていることがあります。膣と外陰はもともと湿っている所なのでムレやすいうえに、排泄器官に近いので、毛に汚れが絡まって残ったりもします。そうなれば雑菌の温床になりかねません。

第2章で紹介したように、年齢とともに膣内の環境が中性に傾いてくれば、雑菌が膣内に侵入するリスクも高まります。不潔な部分には細菌が繁殖しやすいので、一般の雑菌と同様に性感染症の菌も繁殖しやすくなります。性感染症を防ぐためにも、清潔に保つことはとても大切です。

ただし、やみくもにゴシゴシと洗うのはいけません。外陰は石けんをよく泡立てて、泡でやさしく洗います。膣内は石けんでは洗わないこと。膣を保護しているデーデルライン桿菌まで殺してしまう可能性があるからです。シャワーでそっと流すか、洗う

図10　外陰の洗い方

1

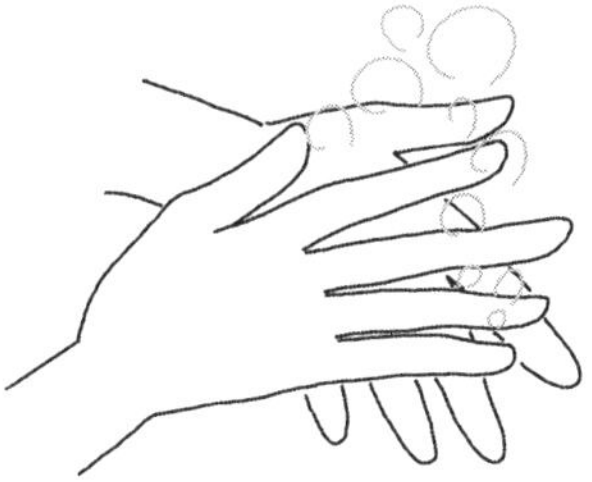

石けんをしっかり泡立てる。

2

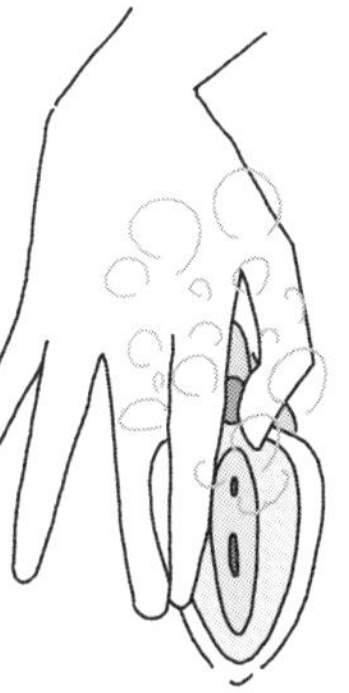

クリトリス包皮、大陰唇、小陰唇をやさしく、つまむようにして洗う。

3

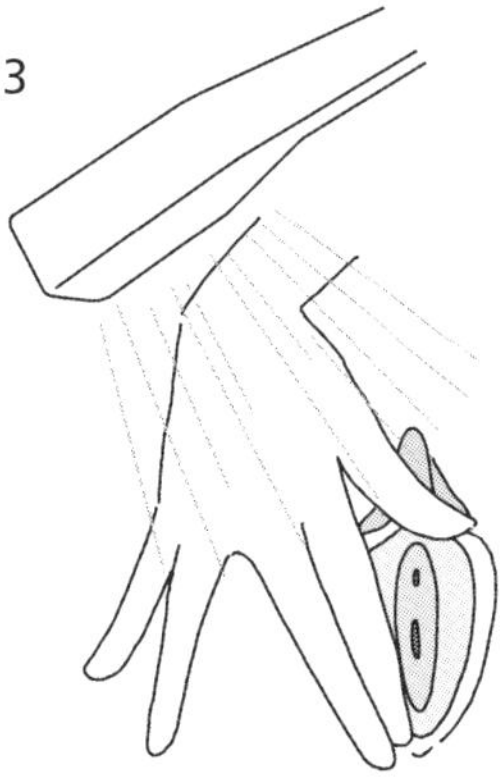

膣前庭（小陰唇の内側）も洗う。膣の中は石けんでは洗わないこと。

4

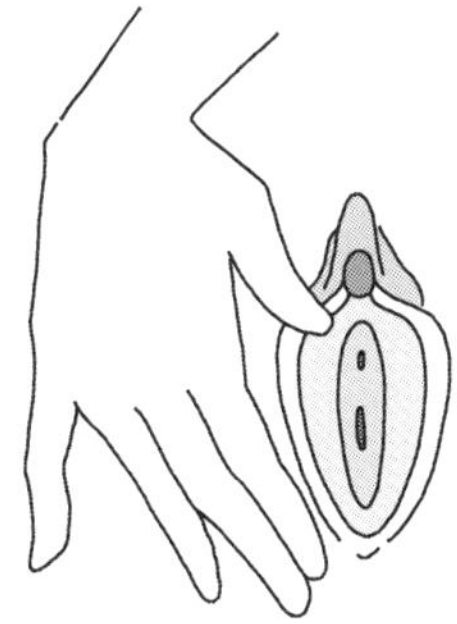

小陰唇と大陰唇の間も忘れずに洗う。

としても、石けんはつけず、膣前庭と、膣内は膣口から人さし指の第2関節くらいまでをやさしく洗うようにします。

〈外陰の洗い方〉【85ページ図10参照】

1 石けんをしっかり泡立てます（通常の石けんでかゆみが出る場合は、専用の洗浄剤がおすすめ）。

2 クリトリス包皮も含めて大陰唇、小陰唇のヒダを指でやさしくつまむようにして洗います。

3 膣前庭（小陰唇の内側）もやさしく洗いましょう。ただし、膣の中は石けんで洗わないように。

4 ヒダの裏側（小陰唇と大陰唇の間）も忘れずにやさしく洗い流しましょう。

ムレやすい季節や外出時などに膣と外陰に不快感を覚えたら、専用のウエットシートでさっとふくだけでも、雑菌の繁殖を予防できます。調子が悪いときは、尿もれパッドやおりものシートは使用せず、木綿のショーツのみを使用。1日2回交換してください。

また、膣と外陰の臭いが気になるという方は、食事に気をつけることをおすすめします。ジャンクフードや動物性脂肪の多いものは避け、野菜や食物繊維の量を増やすことです。

- 膣と外陰の環境にいい食べ物……大豆・大豆製品、キノコ類、のり、発酵食品。
- 膣と外陰の環境に悪い食べ物……過剰な動物性タンパク質（赤身肉の多食）、酸化した油脂（揚げ物、ジャンクフード、古いバターやチーズ）、とうがらし、ニンニクの食べすぎ。

保湿あるのみ。「しっとり」はフェムゾーンの健康のカギ

清潔さを保つ以上に大事なのが保湿です。顔の皮膚は体の中で一番、丈夫といわれていますが、その次に丈夫なのが外陰の皮膚です。排泄や性交など、過酷な状態に耐えられる場所なのに「デリケートゾーン」と呼ばれているので、誤解されているのかも

しれません。そのため、私は、性の多様性もふまえて、女性器を「フェムゾーン」と呼ぶことにしました。詳しいことは29ページのコラムで書きましたが、**フェムゾーンは、乱暴に扱ってはいけないものの、触ってはいけない場所ではなく、むしろきちんと触るべき場所なのです。**

肌は、乾燥が進むと痛みやかゆみが出ますし、強い刺激があれば荒れて炎症を起こします。フェムゾーンの皮膚も顔の皮膚と同じ。女性ホルモンの減少による乾燥で、炎症が起こりやすくなります。もともと耐久性のある場所なのに、閉経後は急激に弱ってくるので、加齢によってトラブルが起こりやすい場所ともいえます。だからこそ、うるおいをキープすることがとても大切。

シャワーを浴びた後やお風呂あがりには、フェムゾーンを顔と同じように保湿してください。全身用の保湿剤でも十分ですが、最近はフェムゾーン専用の保湿剤が、さまざま市販されているので、気に入ったものを見つけるといいでしょう。ケアの時間が楽しくなります。

まずは、外陰の保湿のし方を説明します。

〈外陰の保湿のし方〉【90ページ図11参照】

1 シャワーやお風呂で外陰を清潔にします。

2 身近で手に入りやすい保湿剤、クリーム、ジェル、オイルなど、お気に入りのものを1、2滴、手にとって人さし指と中指につけましょう。

3 まずは中央をまっすぐ塗ります。

4 膣前庭にもしっかり塗りましょう。

5 さらに小陰唇、次に大陰唇に塗り、あまったら肛門あたりまで塗ってください。

乾燥が気になる場合は、顔のケアと同じようにクリームとオイルを重ねたり混ぜたりして塗ってもいいでしょう。

膣内は、女性ホルモンの分泌が十分であれば、血流も豊富で、粘膜からは粘液が十分に分泌され、膣内はしっかり保湿されています。そのため、閉経前は乾燥していると感じなければ、膣内を保湿する必要はありません。閉経したらしていただきたい膣の保湿（オイルマッサージ）のやり方は、91〜92ページで説明します。

最近、若い世代の患者さんで、とくに気になることがあります。かわいいきれいな

図11　外陰の保湿のし方

1

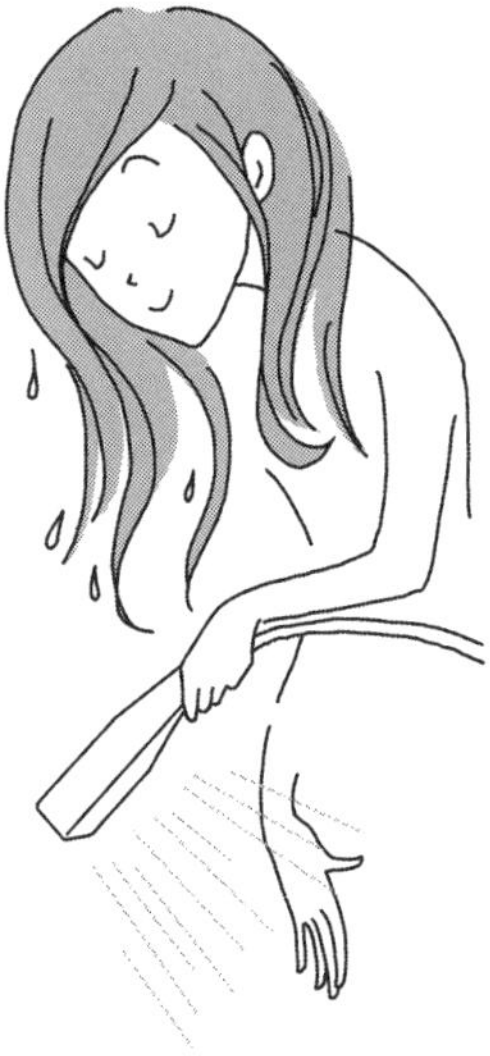

外陰を洗う。

2

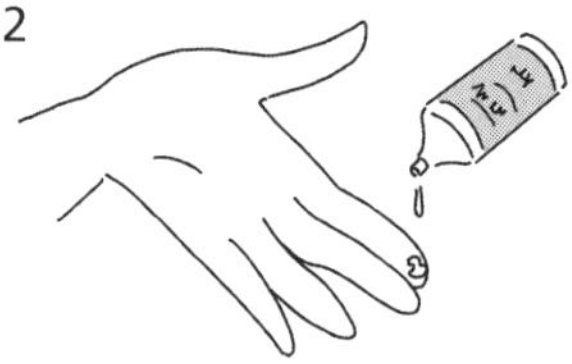

保湿剤などを人さし指と
中指につける。

3

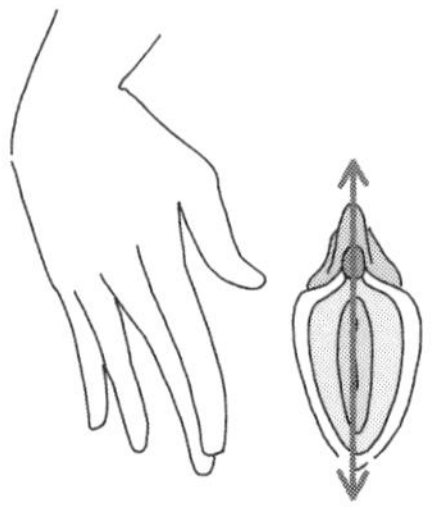

保湿剤などを中央に塗る。

4

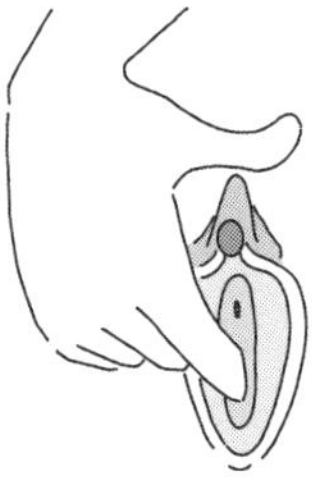

腟前庭に塗る。

5

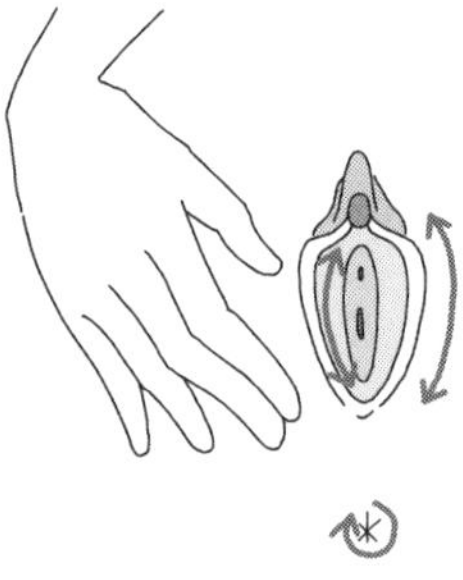

小陰唇、大陰唇に塗り、
あまったら肛門あたりにも塗る。

ショーツを汚したくないのか、おりものシートを、常に365日つけているのです。ショーツを汚したくない気持ちはわかりますが、当てものをしていると外陰の乾燥が進んで、炎症を起こしやすい状態になります。炎症が慢性化することで色素沈着が起こり、外陰が黒ずんだりもします。おりものシートをやめて木綿のショーツにしただけで、気にしていたフェムゾーンの黒ずみがすっかりよくなることがあります。少なくとも、おりものシートは、月経2週間前の排卵前後のみの使用にして常用は避けましょう。さらに保湿を十分に行っても黒ずみが気になる場合は、レーザー治療でホワイトニングをすることも可能です。

膣のオイルマッサージ

フランスやイタリア、アメリカでは、潤滑ジェルや膣ケアのためのオイルなどが、コンビニやドラッグストアの目につくところに並べられ、普通に売られています。欧米では、膣と外陰のケアは当然というほどポピュラーなのです。日本でも、出産を経験した方なら、お産がラクになるという「会陰マッサージ」を実践した方も少なくないでしょう。

会陰マッサージとは、植物性オイルを使って膣や外陰をマッサージすること。日本では、自分の外陰に触れたり、膣の中に指を入れたりするのは、いささかハードルが高いと感じる方がいるかもしれませんが、妊婦さんだけでなく、女性ホルモンが低下し、膣と外陰が乾燥してカチンコチンになった中高年女性にも、会陰マッサージはとても有効です。

会陰マッサージで、膣と外陰にうるおいと弾力を与えれば、ＧＳＭの予防と改善が期待できます。さらに外陰の黒ずみや臭いの改善にもつながります。

〈膣のオイルマッサージのやり方〉

1 入浴して、体をしっかり温める。

2 バスタブから出て、リラックスできる姿勢で、股間に手が届く体勢をとる。このとき、できるだけ体を冷やさないようにする。

3 化粧品グレードの植物性オイル（セサミオイル、スイートアーモンドオイルなど）か、膣・外陰専用のオイルを手にとり、外陰や肛門まわりにやさしく塗り込む。

4　オイルがついた人さし指を膣に入れて（慣れるまでは入る範囲で）、膣壁をやさしく押すようにしてマッサージ。5時から7時の方向の後壁は親指でやさしく押す。

5　親指と人さし指で会陰を挟み、痛くない範囲で会陰を伸ばすようなイメージでマッサージ。

1回3〜5分が理想。不快感があれば、外陰にオイルをさっと塗るだけで終わりにしてもよいでしょう。

最初から膣マッサージをするのは、抵抗があるかもしれません。それならまずは、鏡を使って「自分の膣と外陰を観察してみよう」という気軽な感じで始めてください。どんな状態か確かめてみるのです。そのとき、できれば38ページの〈見てチェックするポイント〉を参考にしてください。はじめはそこまででいいのです。

けれども、**ケアしなければ、外陰も膣もどんどん劣化します**。ですから一日も早く、オイルをつけた人さし指を膣の中に入れて、膣壁を触ってみましょう。

慣れてきたら指をさらに奥まで入れて、子宮頸部（ポルチオ）を触ってみましょう。指を入れて、すぐに子宮頸部に指が触るようなら要注意。子宮下垂になっている可能性があります。恥骨側からは膀胱が、肛門側からは直腸が、膣の中に出っ張ってきていないかもチェックしましょう【39ページ参照】。膀胱瘤や直腸瘤の可能性があります。気になるようならすぐにでも、後から説明する骨盤底トレーニングを始めてください。

膣のマッサージを行うと、早い人では1週間もしないうちに効果が表れます。私の友人の原田純さんの著書『ちつのトリセツ　劣化はとまる』の中で、助産師のたつのゆりこさんは、その効果をリアルな言葉で語っています。

「硬かった膣も、肛門まわりも、やわらかくなって、ふわっとしてきます。会陰がやわらかくなると頭がすっきりして、創造的な力がわいてきますし、リラックス効果もあります。性的感性の深化にも役に立ちます」

女性にとっては、うれしいことばかり起こるのです。

私の経験からいっても、膣と外陰の保湿を意識してケアするだけで、かゆみや痛みなどの悩みから解放される患者さんはとても多いのです。トラブルや老化を防ごうと思うなら、フェイスケアと同様にフェムゾーンのケアを習慣にしてください。

保湿を続けても、かゆみや痛みが軽減されない場合は、女性ホルモン補充などの治療を検討する必要があります。

女性ホルモンアップにおすすめの食べ物＆サプリメント

女性ホルモン低下がＧＳＭの最大の要因だということは、すでに何度もお話ししました。ＧＳＭを遠ざけるには、ケアだけでなく食べるものにも注意が必要です。できれば、女性ホルモンを下げないだけでなく、アップを目指す食生活を心がけましょう。

女性ホルモンのアップが期待できる食品といえば、まずは**畑の肉と呼ばれる大豆と、大豆製品**。大豆には良質なタンパク質が含まれているだけでなく、リノール酸、オレイン酸、ビタミン、ミネラル類、そしてカルシウムや食物繊維なども豊富に含まれています。女性ホルモンに似た作用をもつといわれる大豆イソフラボンなどが含まれているのも、広く知られていることです。ぜひ、**豆腐や納豆、豆乳など**を、積極的にとっていきましょう【次ページ「おすすめサプリメント」の「エクオール」参照】。

大豆製品以外では、**山芋、オクラ、なめこ、モロヘイヤなど、ネバネバ系の食材がおすすめ**です。ネバネバ成分の中に含まれる「水溶性ペクチン」には、肌や粘膜を健康に保つ効果があり、男性ホルモンの分泌を促す作用もあるので、女性ホルモンの原料を増やすことにもつながります。

また、山芋に多く含まれる「ジオスゲニン」という成分には、副腎皮質で作られる「ＤＨＥＡ」というホルモンと似たような作用があります。ＤＨＥＡの一部は体内で性ホルモンに変換されるので、山芋を食べると性ホルモンアップが期待できるのです。

次に、紹介するサプリメントには、弱い性ホルモン様作用があります。性ホルモンを直接、体内に取り込むより効果は弱いですが、副作用の心配もあまりありません。

・おすすめサプリメント

ＤＨＥＡ――――副腎皮質でコレステロールから生成される物質で、弱い性ホルモン様作用がある。代謝経路は、ＤＨＥＡ→テストステロン（男性ホルモン）→エストラジオール（女性ホルモン）。米国ではスーパーなどで売られているサプリメントだが、日本ではクリニックで販売されるドクターズサプリ。

エクオール――――女性ホルモンに似た作用をもつとされるエクオールは、大豆イソフラボンから腸内細菌の代謝によって作られるが、この腸内細菌をもっている人ともっていない人がいるため、サプリメントがある。イソフラボンよりも、性ホルモン様抗酸化物質としての価値は高い。

プラセンタ――ヒトやブタ、ウマなどの胎盤抽出液の入った注射、内服サプリ、クリームなどがある。細胞、皮膚、骨などの若返り効果が期待されているヒト・プラセンタは、メッセンジャーRNAが主成分であるとされている。

プラセンタや大豆系のサプリメントは、じわじわとした効き目ですが、体質改善にも有効です。

・おすすめ漢方薬

婦人科で処方される4大漢方薬はこちらです。

当帰芍薬散《とうきしゃくやくさん》――全身に大切な栄養素を与え、血行をよくし、体内の水分代謝を整え、足腰の冷えや生理不順を改善する。胃腸は丈夫だが体力がないという人に向く。

加味逍遙散《かみしょうようさん》――血液循環をよくして体を温めたり、のぼせなどによる上半身の熱を冷ましたりする。ホルモンのバランスを整える働きもある。普通の体力だが、生理周期の変化にあわせてイライラしやすい人に向く。

桂枝茯苓丸《けいしぶくりょうがん》――血行を改善して熱のバランスを整え、のぼせや冷えを改善。子宮などの炎症を鎮静。ホルモンのバランスも整える。体力がある人で肩こりがある人に向く。

桃核承気湯《とうかくじょうきとう》――便秘改善。不安やイライラをしずめ、気分を落ち着かせる。鎮痛作用も期待できる。体力がある人で便秘になるとイライラする人に向く。

これらの漢方薬は一般の病院でも希望すれば保険適用されるので、個人の体力や体調にあわせて、医療用の漢方薬の中から処方してもらいましょう。とりあえず試してみたいという方は、日本には優秀な漢方薬剤師がたくさんいるので、まずは薬局で相談するといいでしょう。内服すると調子がよく、長期に内服したいとなったら、クリニックを受診して保険で処方してもらうこともできます。受診しようと考えている病院で漢方薬を処方してもらえるかどうかは、「漢方のお医者さん探し」(www.gokinjo.co.jp/kampo/)でチェックすればわかります。

骨盤底トレーニングで血流アップ

骨盤底では、性ホルモン低下と運動不足で血流が悪くなり、その影響で筋肉が弱ってくるということが起こります。けれども、弱ってきた足腰の筋肉が鍛えれば強化されるのと同じように、骨盤底筋群には骨盤底筋強化のための独自の筋トレがあり、筋力アップをはかることができます。筋トレにより血流がよくなるので、乾燥した腟の症状改善も期待できます。

腟は、粘膜・粘膜下組織・筋肉という構造になっているので、粘膜と粘膜下組織はオイルやクリーム、漢方薬などでしっかり保湿してうるおいを保ち、筋肉には筋トレでアプローチしましょう。粘膜・粘膜下組織・筋肉を同時にサポートすると、より効果的だからです。フランスではフェムゾーンケアが徹底されていて、産後は必ず、骨盤底を鍛えるリハビリテーションが保険適用で受けられます。産後にフェムゾーンケアをきちんとしておかないと、年とともに尿もれ、便秘、骨盤臓器脱【41ページ図5参照】などが起こってくるからです。セックスをしたとき、膣がゆるいと感じたり、きちんと締まらないと感じたりすることがありますが、そのようなことも骨盤底筋群の劣化と、膣の粘膜下組織のコラーゲンの減少で起こってきます。

まずは自分で骨盤底トレーニングに挑戦してみましょう。なお、本書で「骨盤底筋トレーニング」ではなく、「骨盤底トレーニング」としたのは、近年、内臓を支え排泄をつかさどる骨盤底は、靭帯・筋肉・皮下組織などからなるプレート状の臓器であるため、骨盤底のケアは筋肉に対してだけ行うものではないという考え方が主流になりつつあり、私もそれが正しいと考えているからです。

・骨盤底トレーニングのやり方

①まずは肛門を締めてみましょう！【102ページ図12参照】

1 呼吸は自然に。

2 おなかやお尻は動かさずに肛門を締めてみましょう。

3 キュッと軽く締めたり、ゆるめたりしてみましょう。2〜3回くり返します。

4 ギューーッと2〜3秒締めてみましょう。締めた後は4〜6秒リラックス。これを2〜3回くり返します。

②膣口と尿道口を締めてみましょう！【102ページ図13参照】

1 呼吸は自然に。

2 おなかやお尻は動かさずに前のほうを締めてみましょう。おしっこを途中で止めるような感じです。

3 キュッと軽く締めたり、ゆるめたりしてみましょう。これを2〜3回くり返します。

4 ギューーッと2〜3秒締めてみましょう。締めた後は4〜6秒リラックス。これを2〜3回くり返します。

③肛門と膣口と尿道口（骨盤底筋群全体）を上方に引き上げてみましょう！【102ページ図14参照】

骨盤底トレーニングのやり方

1 息を吐きながら3〜4秒かけて、骨盤底筋群全体をゆっくりもち上げます。

2 最高にもち上げたと思えるところで4〜5秒、できれば10秒キープ。

3 息を吸いながらゆっくり筋肉をゆるめていきます。これを2〜3回くり返します。

腟と肛門の間にある会陰部分の筋肉の動きを意識しましょう。

図12　おなかやお尻は動かさずに肛門を締める。

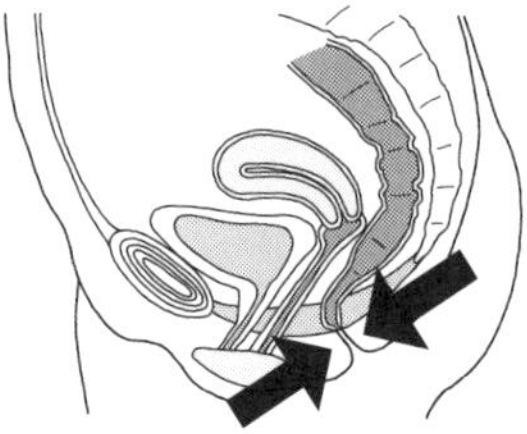

図13　おなかやお尻は動かさずに腟口と尿道口を締める。

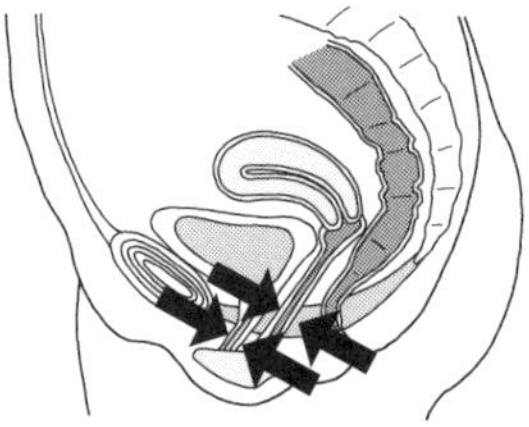

図14　おなかやお尻は動かさずに肛門、腟口、尿道口（骨盤底筋群全体）を引き上げる。

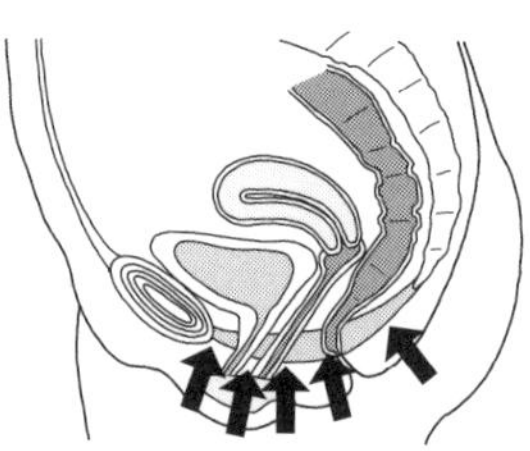

図15　骨盤底トレーニングは、どこにいても行うことができる

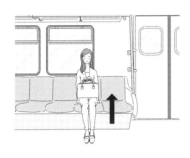

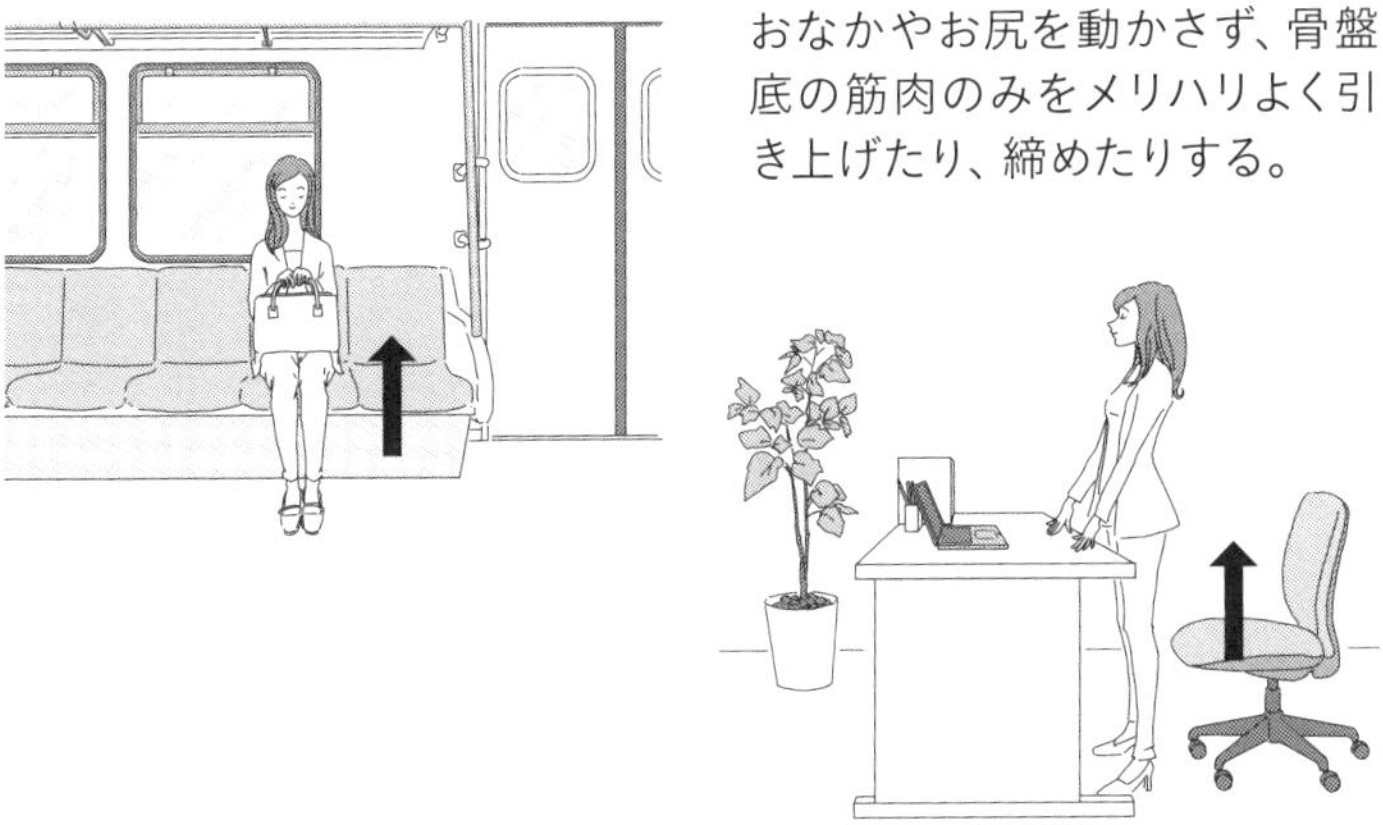

おなかやお尻を動かさず、骨盤底の筋肉のみをメリハリよく引き上げたり、締めたりする。

骨盤底トレーニングでは、局所を動かすだけなので、どんなかっこうをしていてもできます。バスや電車に乗っているときのルーチンにしてもいいでしょう【上図15参照】。しっかり締めて、丁寧にゆるめることを意識してください。

肛門と腟口、尿道口を収縮させるこのトレーニングは、普通のスポーツとは別物です。最近は、骨盤底の機能が衰えていない場合は、腹式呼吸を正しく行えば腹横筋が鍛えられて自然と骨盤底筋群を刺激することができるといわれるようになってきました。**しかし骨盤底を意識せずに、自転車こぎやバランスボールなどで腹筋を鍛えても、骨盤底を強化することはできません。**骨盤

図16　膣トレボール（ゲイシャボールとも呼ばれる）

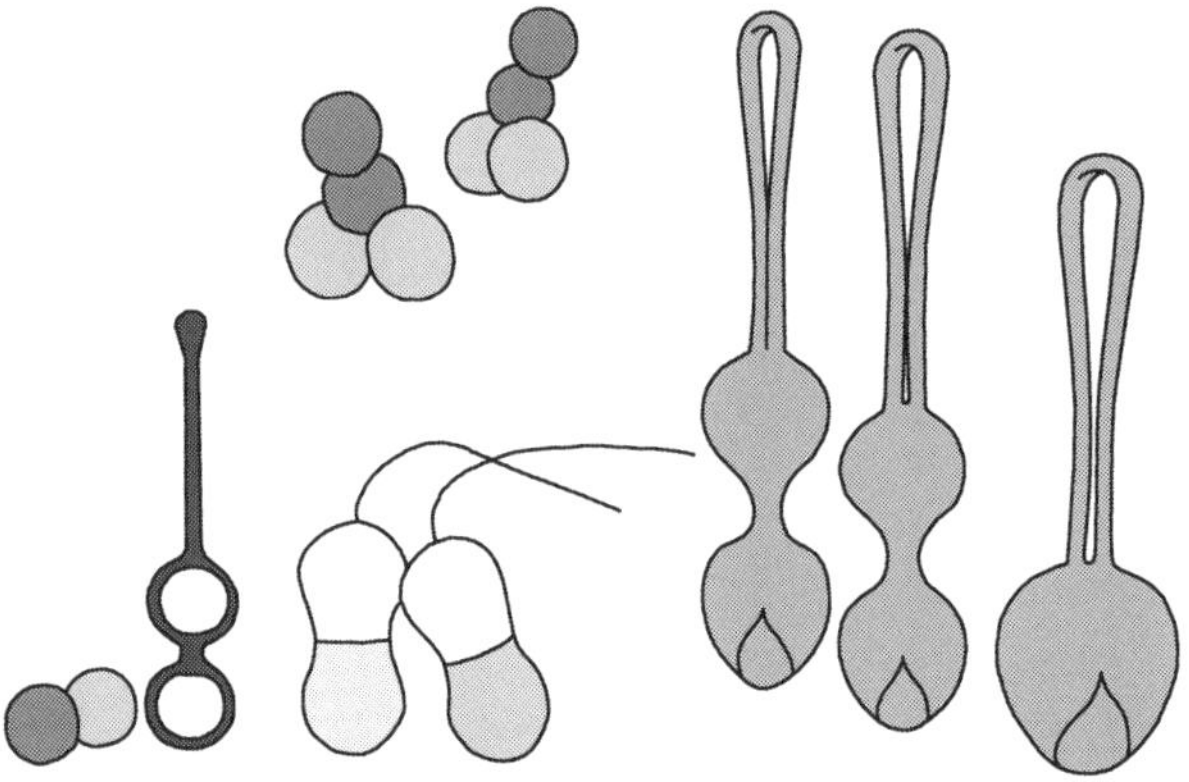

底を鍛えるためには、骨盤底を意識した局所のトレーニングが必要なのです。

正しくアプローチすれば、その効果は確実に表れます。実際に、軽い腹圧性尿失禁なら「咳やくしゃみぐらいでは漏れなくなった」、骨盤臓器脱なら「脱を感じる時間が短くなった」と、症状改善を実感する方が70％以上です。効果を感じて骨盤底トレーニングを継続している患者さんが多数派なのです。自分の膣口・尿道口・肛門を自分の意志どおり動かすトレーニングは、腹圧性尿失禁だけでなく過活動膀胱にも効果があります。ただし、おしっこを途中で止める動作は、実際の排尿時には行わないようにしましょう。排尿のときに骨盤底筋をゆるめられないという、悪いクセがついてしまうことがあります。

ご自分で骨盤底トレーニングを試しても効果がないという方のために、私のクリニックでは「骨盤底リハビリテーション部」を設けています。専任の理学療法士とトレーナーがマンツーマンで丁寧に指導していて、コツがつかめると好評です。指導を受けながら2〜3か月続けると、尿もれの80%は改善されます。このようなトレーニングを取り入れているクリニックが増えているので、ぜひ探してみてください。

腟トレーニング用のアイテムも紹介しておきましょう。シリコン製で、かつてはゲイシャボールと呼ばれていた腟トレボール【104ページ図16参照】は、まさに腟の筋トレグッズ。このネーミングは昔、日本の芸者さんの腟内に鈴を入れ、お客がその音を楽しんだという故事に由来するとのことです。

このボールを腟に入れ、落ちないように毎日15分ほど骨盤底筋に力を入れてキュッと締めてはゆるめるという収縮弛緩運動を行うことで、血流と筋力アップをはかります。見た目もカワイイものが多いです。

今は症状がなくても、加齢とともに足腰と骨盤底は必ず弱ります。しっかり歩き、排泄行為も自力で行い、いよいよとなる直前まで自立して生活。そして最期はピンピンコロリで逝《い》く。そのためには、今から骨盤底トレーニングを、ぜひ習慣化するようにしましょう。

閉経後のセックスはいいの？　悪いの？

私は、セックスをしている人と、していない人を比べると、明らかに、している人のほうが免疫力が高いという印象をもっています。残念ながら、それを裏づけるエビデンスは存在しません。プライベートにかかわるので、データをとるのが難しいからです。ですがセックスは他者と密着する行為なので、外部から侵入する雑菌を排除する能力を鍛えることができるため、とも推測できます。

あるコンドーム会社の調査では、セックスの頻度も満足度も、世界の主要な国と比べて日本は常に最下位です。江戸時代までの日本は、性に対してかなりおおらかだったのに、明治以降はすっかり消極的になったともいわれています。セックスに対しては、いろいろな考え方があり、民族や国、宗教や文化、時代によってもそれぞれ違っています。それでも、セックスが膣にとっていい刺激であることは間違いのない事実です。セックスのときに痛みがある方は、まずは潤滑ジェルを使用。ダメなら、本書で紹介したセルフケアや骨盤底トレーニングを始めましょう。それでもだめならクリニックを受診してGSMの治療を始めてください。

私は、いくつになってもセックスを（挿入をともなわないスキンシップも含め）、したい人はしていいと思っています。閉経後のセックスは、生殖目的ではなく、コミュニケーションやプレジャー（喜び）の面が大きくなってきますので、したくない人は、しなくてよい行為です。それでも、女性としてのキレイや健康をキープするモチベーションは、パートナーの視線を意識することで上がります。**する、しないにかかわらず、いくつになっても、できる体でいることは大切でしょう。**

50歳を過ぎると、それ以前とくらべ、性的意識に変化が起こる人がいます。もちろん、変わらない人もいますが、すっかり性欲がなくなる人がいる一方、前述したように閉経で女性ホルモンが減り、男性ホルモンの相対的比率が上がることで脳内のドーパミンが上昇、性的意欲がアップする人もいます。

そのせいでしょうか、50代の女性で性感染症の罹患率が増えています。70代で感染率が上がったという報告もありました。**妊娠のリスクがなくても、大人のマナーとし**

て、コンドームを正しく使用するのを忘れないでください。性感染症の疑いがある場合は、パートナーにも医療機関への受診をすすめましょう。

膣の萎縮は気になるけれど、現在セックスパートナーがいないという場合は、積極的にフェムゾーンのマッサージをすることを推奨します。膣周囲を刺激し、リラックスさせる目的で医療器具のダイレーターや、快楽グッズのバイブレーターの使用をおすすめします。エロチックな意味だけでなく、膣をマッサージすると血流がよくなり、膣萎縮改善につながるからです。セックスで痛みがあるという方も、血流がよくなるので、まずはマッサージを試してもらいたいです。

ここで紹介したセルフケアを行ってもなかなか症状が改善しない、悩んでいるのがつらい、1日も早くなんとかしたいという方は、臆することなく医療機関に足を運んで、専門医に相談してください。私のクリニックには「GSM相談外来」がありますが、お近くの泌尿器科、産婦人科で相談してもいいでしょう。

第5章

クリニックで行われている治療

日本人女性のセックス・トラブルの治療は遅れている！

この章では、ＧＳＭの新しい治療法についても詳しく紹介していきますが、その前に、日本の医療現場で女性の性や膣や外陰にまつわるトラブルや悩みが、これまでどのように扱われてきたかを、ちょっと振り返っておきたいと思います。

日本では、中高年女性の膣や外陰やセックスにかかわる悩みは、長い間、放置されてきました。ところが、それに比べて、若い女性のセックス・トラブルに関しては、かなり事情が違っていました。若い女性の、とくに不妊につながる問題は重要視され、産婦人科の医師が積極的に相談にのってきたのです。

たとえば、ペニスが怖くてセックスができないという「未完成婚」という病いがあります。最近は男性にも、膣が怖くて自分の性器を入れられないという人がいますが、かつて未完成婚はなぜか一方的に「女性の側のメンタルの問題」とされてきたので、産婦人科医がカウンセリングをしながら治療に当たってきたのです。

具体的には、「ダイレーター」【111ページ図17参照】という棒状の医療器具を産婦人科医の指導のもと、患者が膣内に出し入れし、細いものから少しずつ太いものへとゆっくり移行していって、膣への挿入に対する恐怖をやわらげ、慣らしていくという治療法です。これは現在でも行われている治療法で、認知行動療法のひとつです。精神的な原因の場合は、このような治療はとても有効です。

女性ホルモンの減少によるＧＳＭが性交痛の原因である場合も、保湿や局所への女性ホルモンクリーム投与に加え、ダイレーターを使った定期的な膣のダイレーション（拡張）が推奨されています。

図17　ダイレーター
（膣を拡張させるために使う）

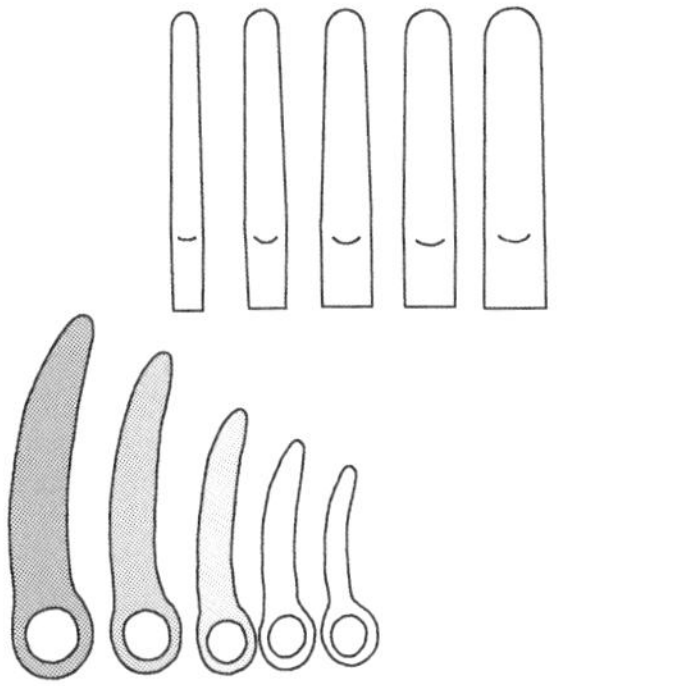

挿入に対する恐怖による未完成婚だけでなく、「性行為への関心がない」「オーガズムを感じることができない」「性行為に関する痛み・挿入障害がある」といった問題があると、若い女性の場合は妊娠の妨げになるため、「女性性機能障害」とされ、以前から日本でも、カウンセリングを中心に治療が行われてきました。夫や家族も、病院に行くよう促していたのでしょう。

ところが、妊娠の必要のない中高年女性が

痛みなどでセックスができなくなっても、前述したように、ほとんどの場合、かなり症状が悪化するまで放ったらかし。それでも性生活を要求されたりすることもあり、耐えられなくなった女性が産婦人科に駆け込むことは少なくありませんでした。

そのような女性にどのような治療が行われてきたかというと、膣のうるおい不足で性生活に支障があるような場合は、「リューブゼリー」という潤滑剤が処方されていました。これは、「一般社団法人日本家族計画協会医学委員会」が1982年に開発した、日本初の水溶性潤滑ジェル。発売当初は病院の産婦人科だけで売られていたため、「産婦人科にリューブゼリーあり」といわれ、密かなベストセラー商品となっていました。

そのころ行われていた萎縮性膣炎の治療は、1週間に1度、通院させて膣の中を洗い、医師が女性ホルモン膣錠（「エストリオール膣錠」）を膣内に挿入。希望する患者さんにはリューブゼリーを買ってもらい、性交の前にそれを塗ってもらうようにする、というものでした。

治療は、ただこれをくり返すだけ。性交時の痛みだけでなく、膣のかゆみなどを訴える女性に対しても、同様の治療が行われていました。女性にとっては精神的にも大きな負担になるのに、根本的な改善は期待できず、どこか暗いイメージがつきまとう治療法でした。膣の中に触れるのは、夫と産婦人科医だけ。女性は自分の膣内を触ってはいけないという社会通念が根強かった時代でした。

最近は、リューブゼリー以外にも複数の潤滑ジェルが市販されているので、セックスの際はそれらを使用し、女性ホルモン膣錠は定期的に女性が自分で膣に入れるという治療が定番になっています。現在は、中高年女性の性交痛は、ほとんどの場合、女性ホルモンの減少で起こるＧＳＭの症状のひとつであるとわかっているので、このような治療が行われているわけです。

ですが、日本で保険適用になっているＧＳＭの女性ホルモン膣錠は、前出の「エストリオール膣錠」だけ。エストリオールは女性ホルモンのひとつで、膣の自浄作用を回復させ、炎症に対する抵抗力を高める作用があります。

けれども、局所投与できるエストリオール膣錠は、女性ホルモンとしての効果が弱いため、症状の改善が少ない人たちもいます。そこで使用されるのが、女性ホルモンの全身投与剤です。日本では、保険適用になっている女性ホルモンの全身投与剤が比較的豊富で、飲み薬、塗り薬、貼り薬、注射剤などがあります。ＧＳＭにも効果があるので、医師と相談して試してください。

しかし、国際的には、性的意欲障害改善のために全身投与されているのは男性ホルモン。局所の状態を改善するためには女性ホルモンの局所投与が標準で、局所投与のための女性ホルモン製剤の種類は、日本と違ってとても豊富です。

ＧＳＭの予防とケアは保湿剤の使用、骨盤底トレーニング、ダイレーターの使用が基本ですが、それでもダメなら、「医師と相談」と覚えておいてください。ＧＳＭの改善に有効な治療法は少なからずあります。現在は、世界中で積極的に研究が行われているので、治療法は今後さらに多様で効果的になっていくと予想されます。

ＧＳＭの新しい治療法

さてそれでは、私が現在、行っている新しい治療法についてお話ししていきましょう。

私の外来では、膣と外陰に不快感を訴える方が来られると、まずは外陰、次に膣内の診察を行います。くり返しになりますが、そのときの判断基準は以下のとおりです。

・尿道口が円形になっていないか。
・尿道脱、尿道カルンクル（外尿道口周辺に見られる良性腫瘍）などを認めないか。
・クリトリスが包皮に埋まっていないか。
・小陰唇が短くなっていないか。
・腟前庭に乾燥・発赤・圧痛がないか。
・腟と外陰に触ると痛くないか。
・腟内の粘膜の状態や硬さなどは正常か。

このような所見とあわせて、尿検査、血液検査を行います。女性ホルモン値が測定限界値まで下がっていれば、ＧＳＭの症状が進行中であることは間違いありません。

それほど悪化していなければダイレーターやバイブレーターなどを用いた腟ケアをおすすめし、さらにセルフケアでご紹介したオイルケアなどを積極的に行うようお話しします【91ページ参照】。

乾燥がもう少し進んでいる方には、腟に入れるエストリオール腟錠を処方。患者さんの状態を診て、薬ではない抗酸化作用のある美容液や、少量の女性ホルモン入りオリーブオイルを腟や外陰に塗るという方法をおすすめすることもあります。同時に骨盤底トレーニングも指導します。

それでも患者さんの満足度が80％以上にならない場合には、ＧＳＭ治療をおすすめしています。

治療の基本は、性ホルモンの補充です。

日本では、残念ながらＧＳＭの治療選択肢は欧米に比べてまだ少ないのですが、工夫すれば、十分なＧＳＭケアと治療を進めていけます。私は、次の治療を組み合わせて、症状の改善に取り組んでいます。

- 全身への女性ホルモン補充療法（飲み薬・貼り薬・塗り薬）
- 腟・外陰への女性ホルモン補充療法（腟剤投与・クリーム剤塗布）
- 男性ホルモン補充療法（筋肉注射・クリーム剤塗布）
- モナリザタッチ（フラクショナル炭酸ガスレーザー照射）

女性ホルモン補充療法について

まずは全身への女性ホルモン補充療法についてお話ししましょう。

くり返しになりますが、現在、日本には、ホットフラッシュや抑うつ気分など、更年期障害全般に対する全身への女性ホルモン補充治療薬なら、保険適用される薬がたくさんあります。飲み薬、貼り薬、塗り薬と種類も豊富です。このような薬が効果を上げれば、問題はありません。

しかし、この全身への女性ホルモン補充には、少なからず問題があります。

①乳がんや子宮がん、血栓症などの既往がある女性には処方できない。

②GSMの人は、長年の性ホルモン低下や遺伝的な要因もあって、腟や外陰の女性ホルモンや男性ホルモンの受容体が少なくなっている。そのため、全身への性ホルモン補充療法では、腟や外陰の症状が十分には改善しない人が少なくない。

③60歳を超えた女性は、全身への女性ホルモン補充によって、血栓など動脈硬化のリスクが上がる可能性がある。

④90代まで生きる長寿の女性が多い日本では、健康保険適用内の治療だけではGSM治療が困難な場合がある。

つまり、全身へのホルモン補充療法や、前述したエストリオール膣錠の局所への挿入だけに頼っていては改善が望めない方が少なくないということです。

膣と外陰への女性ホルモンクリームの塗布は、女性ホルモンの血中濃度が上がらないので、全身への女性ホルモン補充より安全ですし、膣と外陰の皮膚や粘膜のレセプターに直接作用するので、効果が高く、全身への女性ホルモン補充に先立って行ってよい治療です。女性ホルモン含有のオイルやクリームは、日本でもわずか2～3種類ですが、市販されています。院内で手作りして患者さんに処方しているクリニックもあります。

次項では、男性ホルモン補充療法について説明していきましょう。

男性ホルモン補充療法について

女性ホルモン補充療法で効果が得られない場合には、男性ホルモン（テストステロン）補充が有効でしょう。

テストステロン補充療法は新しい治療法ですが、うれしいことに効果が高いにもかかわらず、それほど高額ではありません。実際、私自身が、その効果を体験している一人です。

更年期を迎えたころ、多忙な日々で疲れやストレスがたまっていたのでしょう。更年期うつに悩まされていました。前述したように、私は乳がんサバイバーなので、がん再発のリスクを高める女性ホルモン補充療法はＮＧ。どうしたらいいか悩んでいたとき、あることに気がつきました。

私のクリニックでは、性同一性障害で女性から男性に性別変更した「ＦＴＭ」（female to male）の患者さんに、定期的にテストステロン補充を行っているのですが、あるときふと、長年テストステロン補充をして男性ホルモンを高めている同年代のＦＴＭの患者さんと、閉経して女性ホルモンが減り、男性ホルモンの比率が高くなっている自分の体内のホルモン環境は同じではないか、と気がついたのです。

ＦＴＭの患者さんたちは自分の望む性に近づくためにテストステロン補充をしているのですが、筋力がつき、バイタリティーにあふれ、自己肯定感も強く、とにかくイキイキしているのです。

そこで、私もテストステロン補充を試してみることにしました。男性化したいのが目的ではないので、男性に使用する場合の４分の１の量です。すると、それまで抗うつ剤を飲んでも改善しなかった更年期うつが、約２か月ですべて消失。以前から行っていた週２回の筋トレでは、トレーナーが驚くほど筋肉量が増加し、全身の倦怠感もなくなりました。その効果は、まさにうれしい驚きでした。

テストステロン補充療法は、現在、ＦＴＭの人たちだけでなく男性更年期障害と診断された男性には保険適用で行われ、中年男性の健康を支える新しい治療法として注目されています。

私の場合、現在、男性ホルモン（テストステロン）のうちフリーテストステロンの数値は１～３pg／ml、男性ホルモンから作られる女性ホルモン（エストラジオール）の数値は、10～20pg／ml。閉経後女性の理想的な数値です。ただし、毎年、乳がんや子宮がんの検診や動脈硬化の検査はしっかり受けています。

男性ホルモン補充によって生きる意欲が高まるということは、性欲も高まるということ。性欲が高まっても、いやらしくなるわけではありません。人間は、とても高度な生き物なので、実際にセックスしなくても、いくらでも脳内の想像世界でセクシャルライフを楽しむことができます。もちろんリアルで恋愛するのも自由です。テストステロン補充療法で溌剌とした女性らしい美しさを取り戻し、それによってGSMの治療に積極的になったり、恋をしたりして、結果的にGSMを克服したという患者さんもいらっしゃいます。

また、尿道口と膣前庭の痛みを訴える方に、「グローミン」という男性ホルモンクリーム（ドラッグストアでも購入でき、男性ホルモン濃度は1％と微量）を塗布してみたところ、女性ホルモン補充だけでは元気にならなかった方が、見違えるほど元気になり、ずっと訴えていた尿道口と膣前庭の痛みが消え、痛み止め薬を卒業してもらうことができました。尿道と膣前庭は、テストステロンのレセプターが多いのです。

心配な副作用は、毛が濃くなる、ニキビが出る、クリトリスが大きくなるなどですが、副作用に注意して投与量を調整していけば、あまり心配はありません。試してみる価値は十分にあるでしょう。

モナリザタッチ（フラクショナル炭酸ガスレーザー照射）について

モナリザタッチとは「フラクショナル炭酸ガスレーザー」を活用した治療法です。炭酸ガスレーザーを照射して皮膚深部に熱ダメージを与えて皮膚の再生を促すもので、もともとはフェイスケア・クリニックで、開いた毛穴や皮膚の凸凹などの改善の目的で使用されていました。

世界的にポピュラーな医療行為で、膣と外陰にも普通に行われています。膣も顔の皮膚と同様に、レーザーを当てることで弾力性や水分量を改善することができるのです。

全身への女性ホルモン補充療法、エストリオール膣錠＋局所の保湿クリームやオイルの塗布、局所へのエストラジオールクリーム塗布、潤滑剤の活用、泌尿器科で処方される頻尿治療薬、男性ホルモン補充療法などを行っても、外陰の痛み・かゆみ、性交痛、尿もれ、頻尿、膀胱炎をくり返す方、ホルモン剤に抵抗感のある方、乳がんの治療後などで、ホルモン剤が使えない方、子宮筋腫の治療をしている方などには、このモナリザタッチが有効です。

性交痛がある方には膣前庭を中心にレーザーを当て、頻尿・尿もれがある方には尿道口を中心に当てるなど、症状に沿った治療が可能です。どの場合も10分以内で済み、痛みもほぼなく、1回で症状が改善する方もいます。標準治療は1か月ごとに3回で、その後は1年に1回リピートする患者さんもいますし、されない方もいます。女性ホルモン補充療法を併用していると、効果が長持ちします。モナリザタッチは海外のセレブのあいだでは、すでに広く行われています。

フェムゾーンが乾いた砂漠なら、ホルモンは水や肥料。モナリザタッチは耕運機です。それにより乾燥が改善されれば、膣の中はクリームチーズのようにしっとり肉厚に、外陰はマシュマロのようにふかふかになります。患者さんも自分で触って、その変化を実感し、取り戻すことができた若さやセクシャルな喜びに満足している方がほとんどです。

しかし、モナリザタッチを受けたからといって、膣と外陰を日々ケアすることをおろそかにしてはいけません。オイルやジェル、保湿剤などを使ってのケアと骨盤底トレーニングだけで、「かゆみ、痛みが改善された」「象の皮膚のようだったのに、しっとりしてハリが戻ってきた」「長年の性交痛から解放されて、セックスレスが克服できた」「トイレの間隔が長くなったので、通勤時の精神的な負担が減った」「陰部が陽部になった」など、リアルな患者さんの感想はたくさんあります。日々のケアはやはりおろそかにしてはいけないのです。

さらにLUNAでは、粘膜下組織をターゲットにインティマレーザーや筋層をターゲットに膣ハイフなども行っています。GSM治療の選択肢は広がっています。

ひとつ、つけ加えておきたいことがあります。当院で行っている、血流を増加させるための積極的な外陰照射や膣ハイフ、さらにはフラクショナル炭酸ガスレーザーの膣・骨盤底リハビリテーション、ピフィラティスなどの運動療法は、保険適用外になるので治療費が上がってしまいます。

とはいえ、日本の女性は化粧品や美容院通いに、少なくない費用を払っているはず。この美容財布に入っている費用の一部を、医療財布に分け入れてもいいのではないでしょうか？　健康が美しさの一番の源なのですから。

さて、ここまで、私のクリニックで行っているGSMの治療法を紹介してきましたが、更年期後の女性ホルモン低下によって起こる症状は、GSMばかりではありません。認知症、不眠症、骨粗しょう症、高コレステロール血症や動脈硬化性疾患、心血管疾患など、まだまだいろいろあります。健診を受け、血圧、血糖値、コレステロール値などを意識するようにしてください。

膣や外陰まわりの不快感に悩んでいるなら、**まずは性ホルモン値を測ることをおすすめします。**あなたの抱えている問題は、女性ホルモン欠乏によるGSMが原因かもしれないし、もしかしたら男性ホルモンの欠乏によって起こっている疾患かもしれないのです。ネクストステージである55～80歳をしっかり生きるには、正しい知識と、自分の体の状態をきちんと認識することが必要です。55～80歳を正しい知恵で、元気に乗りきった女性には、痛みのない自立した楽しい「その後」が待っています。

いくつになっても、運動、食生活、性生活は大切です。**セルフケアでは補えない性ホルモン欠乏によるさまざまな問題には、先に紹介した女性ホルモンや男性ホルモンの補充療法があることを覚えておいてください。**

第6章 GSMから解放された患者さんたち

前章では、クリニックで行うことができるさまざまな治療法をご説明しました。日ごろのセルフケアだけではどうしても症状が改善しない場合は、ひとりで悩まずに、ぜひ医療機関に足を運んでみてください。私のクリニックには「ＧＳＭ相談外来」がありますが、まずは通いやすい近くの泌尿器科、産婦人科を探して相談してみましょう。

私の外来で実際にＧＳＭの治療を受けた患者さんの声と、行った治療を簡単に紹介しておきますので、医療機関を受診する際の参考にしてください。

尿もれに悩んだＡさん（58歳）

腟と外陰ケア＆骨盤底トレーニングを二か月行い、心も体も30代に戻りました！

〈受診するまでのこと〉35歳で第２子を出産した後、咳やくしゃみをしただけで軽い尿もれが始まりました。ショックで、慌ててネットを検索。そこで得た知識で、自己流ですが骨盤底トレーニングを始めました。すると、１年ほどで症状は改善。

それなのに、53歳で閉経を迎えると、徐々に外陰の乾燥やイガイガした不快感を覚えるように……。トイレに行く回数も昼間10回、夜1回と増えていきました。さらに突然、強い尿意が襲ってきて、尿もれすることが週に2、3回。尿もれパッドなしでは、怖くて外出できなくなりました。もっとひどくなれば、この先一生、引きこもるしかないのかと不安になり、LUNAを受診しました。

〈診断〉 Aさんの場合、所見では外陰はほぼ正常でした。それでも腟内は少し乾燥していて、おりものは、みとめられたものの、やや少なめ。骨盤底筋はわずかに動かせる程度で、筋力低下がありました。咳をしたときに尿もれがあるかをテストをしたところ、尿もれが確認されました。

〈治療〉 GSMの初期と診断して、入浴後にエイジングケアセット（ウマプラセンタ入り抗酸化美容液＋エストラジオール入りオリーブオイル）を手に1〜3滴とって混ぜ、外陰と腟前庭に塗る保湿ケアの指導を開始しました。

骨盤底トレーニングは、理学療法士が指導。入浴時に、人さし指を腟内に第2関節まで入れ、この指を腟で締めつけ、息を吐きながら胃のほうにもち上げて5秒くらい維持、その後ゆっくりゆるめる練習を毎日、行ってもらいました。

飲水は1〜1.5ℓにコントロールし、膀胱に直接刺激を与えるアルコールやコーヒーなどのカフェイン含有飲料を控え、すっぱい食べ物や辛い食べ物、炭酸飲料も減らしました。さらに、尿意が出てもすぐにトイレに行かないようにする膀胱訓練に関しても指導を行いました。

〈受診後の感想〉ＧＳＭの初期という診断を受け、膣と外陰の保湿ケアと1日10〜20回の骨盤底トレーニングをすすめられました。膣と外陰にも保湿が必要だなんて正直、驚きましたが、スキンケアと同じようにしなければ衰えると説明されて納得しました。

2か月間、保湿ケアと骨盤底トレーニングを続け、気がついたら外陰の違和感がなくなっていました。排尿回数は、昼間7回、就寝中0回となり、おかげで夜もしっかり眠れるようになりました。

一番うれしかったのは、尿もれが1か月に1回程度まで改善したこと。気分も前向きになり、膣や外陰の美容医療にも興味がわいてきて、ＶＩＯ脱毛にもチャレンジ。さらに、膣や外陰に炭酸ガスレーザーを当てるモナリザタッチという治療も受けました。血流がよくなり、しぼんでいたフェムゾーンにもハリが戻り、気持ちまで30代に若返った感じです。「イキイキしてきた」と、まわりの友だちにもいわれるようになりました！

性交痛に悩んだBさん（65歳）

性交痛がなくなって、セックスを楽しめるように！　大切なパートナーと人生を過ごしたい！

〈受診するまでのこと〉25歳のときに出産を経験しています。55歳で夫（当時60歳）を胃がんで亡くし、それからは一人暮らしをしてきました。

夫の死後10年経ち、心の整理もできたので、かなりドキドキしましたが、インターネットのお友だち紹介サイトに登録。数名の男性とラインで会話したなかで、好みのタイプの10歳若い男性（妻とは死別）と、思いきって会ってみることにしました。

数回デートした後、ついに1泊旅行に！　いいムードになり抱き合ったのですが、痛みがあって結局、最後まで挿入はできませんでした……。

新たなパートナーとは会話も弾み、とても楽しいので長くおつきあいしたいのです。性交痛を克服したいとLUNAを受診しました。

〈診断〉性交痛があるとのお悩みでした。所見で外陰はほぼ正常でしたが、小陰唇は縮小傾向で、腟内は乾燥し、赤い発疹が確認できました。触診で痛みはありましたが、骨盤底に問題はなく、尿もれもありませんでした。

〈治療〉GSMの診断で、女性ホルモンや性ホルモン類似の働きをする抗酸化物質含有のオイル＆美容液を外陰と腟へ塗ることと、腟の血流をよくするため、バイブレーターによるセルフプレジャーの指導も行いました。

問診では、パートナーの勃起度の低下も判明。これも性交痛の原因のひとつと考えられるので、パートナーには、勃起補助薬（いわゆるバイアグラなどの5α還元酵素阻害剤）を使用するようアドバイスしました。またセックスの際、痛みを抑えるために、潤滑剤を十分に使用することもおすすめしました。

〈受診後の感想〉女性ホルモン低下によるGSMと診断されました。年齢的に、全身への女性ホルモン補充療法は血栓ができるリスクがあるため、腟と外陰へのピンポイントの女性ホルモン補充をすすめられました。専用のオイル＆美容液を外陰と腟口部に塗り、保湿を徹底しました。
尿もれはありませんでしたが、骨盤底リハビリテーションも血流アップが期待できるということで取り入れました。3か月経ったころから性交痛がなくなり、楽しくセックスができるようになりました。今後は、大切なパートナーと人生を楽しんでいきたいです。

外陰の不快感に悩んだCさん（75歳）

年のせいと諦めていた外陰の悩みが、治療で解決！　もっと早く受診すればよかった。

〈受診するまでのこと〉現在、75歳で子どもは3人います。高血圧と糖尿病で内服治療を続けています。
10年以上前から外陰の不快感がありましたが、年のせいだからしかたがないと、だましだまし暮らしてきました。ところが、3か月前から突然、外陰に強烈なかゆみが出て、夜も眠れなくなってしまったのです。これは明らかに異常だと思いＬＵＮＡにかけ込みました。夫は元気ですが、セックスはずいぶん前からしていません。

〈診断〉外陰所見で、クリトリスに皮が被っているクリトリス包茎であることがわかりました。これはＧＳＭに特徴的な症状です。さらに、尿道口も変形していて、尿道の粘膜が露出している状態でした。小陰唇は欠損し、大陰唇も全体に赤くなっていました。膣前庭に乾燥があり、発赤していました。触診では痛みがあると訴えられました。

膣内は、黄色いおりものが多く、膣粘膜全体に点状出血がありました。これでは、かゆみがあるのは当然です。

〈治療〉症状が強くなったのは、服用している糖尿病治療薬の影響もあると考えられたので、糖尿病の治療医に相談し、薬の種類の変更をお願いしました。さらに真菌感染症（インキンタムシ、ミズムシなどと同じ菌）の可能性があったので、抗真菌薬の膣錠と塗り薬の治療を開始。２週間後にはかゆみが改善したので、外陰ケアは保湿剤の塗布に変更しました。

〈受診後の感想〉治療を開始して３か月後、外陰全体の症状はよくなったと思います。でも、外陰の中心のあたりは、調子が悪いままでした。診察で、外陰全体の皮膚の炎症はないものの、尿道脱が大きくなって腫れていると指摘され、尿道口周囲のみ女性ホルモン含有クリームをすすめられたので、1日1回の塗布を開始しました。症状は2週間でほぼ改善しました。その後は外陰全体に保湿剤の塗布（毎日）と、尿道口周囲の女性ホルモン軟膏塗布（週2回）で様子を見ています。

頻尿・膀胱炎に悩んだDさん（80歳）

外陰まわりの悩みが男性ホルモン補充で一気に解決しました！

〈受診するまでのこと〉尿道口周囲に違和感があり、受診しました。出産歴3回。65歳で夫とは死別。高血圧で内服治療中です。

5年前から頻尿が気になるようになりました（昼間10回、就寝中3回）。2年前から2～3か月ごとに膀胱炎になり、膀胱炎の症状がないときでも、下腹部の違和感が続くので、LUNAに足を運びました。

〈診断〉 外陰所見では、クリトリスや尿道口が変形し、それにより違和感が生じていることが判明しました。小陰唇は欠損し、大陰唇には皮膚のたるみやしわがあり、血流低下により皮膚は蒼白でした。膣前庭は乾燥していましたが、触診では痛みはありませんでした。膣内は膣粘膜全体に点状出血が見られ、おりものは多くありませんでした。さらに尿検査では、尿白血球プラスで膀胱粘膜の炎症の存在が推測されました。

〈治療〉 GSMと診断し、女性ホルモン含有オイルと、女性ホルモン類似の働きをする抗酸化物質含有の美容液を少量だけ塗布してもらうことにしました。

さらに膀胱痛症候群（以前は「間質性膀胱炎」と呼ばれていた病態のうちの軽症例のこと。非細菌性の膀胱の炎症があり、そのため頻尿や膀胱痛がある）の治療薬として、トリプタノール（三環系抗うつ剤で膀胱痛症候群や夜間頻尿の治療に使用される）5㎎を夕食後1回内服から開始。これを少しずつ増量し、25㎎まで処方することにしました。

〈受診後の感想〉 薬を飲んで6か月後、膀胱炎症状は起こらなくなりました。排尿回数も昼間7回、就寝中1回にまで減少し、心の底からほっとしています。

ですが、尿道口付近の違和感は、まだ残っていたので、先生に「この尿道口のイガイガ感はもう一生取れないのですか？」と思いきって訴えてみたところ、「尿道口とクリトリス付近に微量の男性ホルモン軟膏を一日おきに塗ってみましょう」とのこと。使ってみたら症状が劇的に改善しました！

現在、内服薬は不要になり、局所の女性ホルモン含有オイル＆男性ホルモン軟膏塗布のみで、経過観察をしています。

乳がん治療後の症状に悩んだEさん（40歳）

乳がん治療開始後、陰部の痛みと頻尿が出現。乳腺の医師には相談できず、LUNAを受診しました。

〈受診するまでのこと〉 39歳のとき、入浴中に左乳房の腫瘤を発見。ステージ２の乳がんでした。乳房切除を行い、放射線治療を受けました。注射で生理を止め、さらに抗ホルモン剤の内服を開始しました。

内服と注射は5年（場合によっては10年）継続するとのことでした。治療開始後6

か月くらいで外陰のかゆみと痛み、黄色のおりものが出現しましたが、乳腺の主治医には相談できませんでした。1年後に症状が耐えられないほどひどくなったので、LUNAを受診しました。

〈診断〉40歳以下は、本来ならばGSMとは無縁な年齢のはずなのに、膣前庭の乾燥・発赤・圧痛がありました。尿道口の円形化や小陰唇の萎縮はまだ認められませんでしたが、若年性のGSMと診断しました。

〈治療〉女性ホルモンを抜いた保湿剤で保湿を開始。モナリザタッチを1か月ごとに3回受けてもらいました。

〈受診後の感想〉黄色のおりものは抗がん剤の内服によるものなので続きましたが、外陰のかゆみや痛みはほぼなくなり、症状は80％以上改善したと思います。まだまだ続く乳がん治療ですが、今後もなんとか続けられそうです。

あとがき

女性の明るい未来のために

「一般社団法人　日本家族計画協会」の調査（２０２０年）によると、日本では、中高年のセックスレスが進んでいます。40代、50代の夫婦間のセックスレスが、10年間で約2倍に増えていたのです。理由は、妻が夫の要求を拒否できるようになったからと分析されていて、つまり日本はようやく、女性がセックスを拒否できる時代になったということです。

夫の要求を拒否することすらできなかった女性が、自分の気持ちに従って拒否できるようになったのは、喜ぶべき大きな変化といえるでしょう。

しかし、セックスレスの要因は、そのこと以外にもいろいろあります。

身体的な問題としては、50歳前後で閉経を迎えた女性の多くに、性ホルモン低下による性的意欲低下や性交痛といったＧＳＭの症状が発症するということ。

本当に「したくなくなる」のです。これは夫婦関係の問題もありますが、したいという意欲がわかないことは体や脳の問題と切り離せない性機能障害の症状のひとつで、治療の対象となります。

もちろんほかにも病気などの問題があって、セックスがしたくてもできないということであれば、これも治療の対象です。

くり返しになりますが、セックスをするもしないも個人の自由です。したくなければ、しなくていいのです。女性の楽しみは多種多様です。しかし、したくてもできなければ、できるようになるのが理想です。

日本では、年をとれば性欲がわかなくなるのが当たり前と思われていますが、性欲がなくなるということは、やる気が出ない、生きる意欲がわかない、イライラする、眠れないなどという、更年期以降によくある不定愁訴と深くつながっています。

不定愁訴は精神的な問題と思われがちですが、GSMによる不調が改善されてくると、同時に不定愁訴も改善されてくることが多いのです。女性ホルモンの減少は、体調だけでなく、精神にも大きな影響を及ぼすからです。

一方、「日本性科学会」の調査（2012年）で、対象者を交際相手のいる40代から50代の独身者に限ると、月1回以上セックスをしているカップルが6割以上となりました。夫婦間セックスレスと半比例して、独身者間のセックスは増えている可能性が高いのです。性欲のある人が少なからずいることがうかがえます。

これも、日本人女性が少しずつ受け身のセックスではなく、自分から求めたり、拒んだり、意思表示できるようになってきたことのひとつの表れかもしれません。

医学的なエビデンス（根拠）はまだないものの、長年、中高年女性を診てきた泌尿器科医の私の印象では、セックスを継続的に行っている人は、行っていない人に比べて、溌剌としていて若々しい感じがします。とはいえ、くり返しになりますが、もちろんセックスを卒業して、女性同士のコミュニティで人生を楽しんでいる人もたくさんいます。要は、セックスをするにしてもしないにしても、中高年になったら「好きなように生きる」こと。それが若さを保つには一番よい方法なのです。

そして、今すぐセックスをするしないは別として、いくつになっても、したいと思えばセックスができる体と、生きる喜びの源泉でもある性欲を維持することは、女性が健康と若さを保つうえで、とても大切なことなのです。

ＧＳＭの症状が改善されてくると、多くの患者さんが、「生きる意欲がわいてきて、いろいろなことに前向きになれた」「性欲が自然とわいてきた」と話してくれます。

ＧＳＭを克服し、フェムゾーンの健康を取り戻すことは、生きる意欲を取り戻すことにつながっているのです。

閉経は、ネクストステージの幕開けです。多くの女性が、これから人生１００年時代を迎えるのです。「年をとったからしかたがない」なんていわないでください。人生を輝かせるために、どうか本書を役立ててください。

ネクストステージを、楽しく、美しく、元気に生きていきましょう！

著者略歴

関口由紀（せきぐち・ゆき）

『女性医療クリニックLUNAグループ』理事長。
1989年山形大学医学部卒業。横浜市民病院臨床研修医を経て、1991年横浜市立大学医学部泌尿器科助手。2005年に『横浜元町女性医療クリニック・LUNA』を開設。2007年横浜市立大学大学院医学部泌尿器病態学修了、現在横浜市立大学医学部客員教授。女性並びにLGBTQ+の人たちの健康を支えるため、50歳未満を対象とした婦人科・乳腺科主体の『女性医療クリニックLUNA 横浜元町』と、50歳以上を対象とした女性内科・女性泌尿器科・美容皮膚科主体の『女性医療クリニックLUNAネクストステージ』を主宰している。
日本泌尿器科学会専門医・指導医、日本排尿機能学会専門医、日本性機能学会専門医、日本東洋医学会専門医・指導医、経営学修士（MBA）。
女性医療クリニックLUNAグループホームページ www.luna-clinic.jp
YOU TUBE るなクリニックCH
第1回https://www.youtube.com/watch?v=tIsUWVGpsbw&t=5s

セックスにさよならは
言わないで
悩みをなくす膣ケアの手引

2021年12月10日　第1刷発行

著者　関口由紀

発行所　株式会社 径《こみち》書房
〒151-0051
東京都渋谷区千駄ヶ谷4-11-9マンハイム401号室
電話 03-3746-3522　FAX 03-3470-6220
http://site.komichi.co.jp/
カバー・章扉 画／平野瑞恵
装丁・本文デザイン／草薙伸行（Planet Plan Design Works）
ライター／熊本美加
本文イラスト／フジタヒロミ（ビューンワークス）
プロデュース／原田純
編集／須藤惟
印刷・製本／中央精版印刷株式会社

ISBN978-4-7705-0234-6